NORA KNAPPE

Burnout –
auf einmal mittendrin

Logbuch einer seelischen Irrfahrt

OMNINO.

Impressum

Bibliografische Informationen der Deutschen Nationalbibliothek
Die Deutsche Nationalbibliothek verzeichnet diese Publikation in der Deutschen Nationalbibliografie; detaillierte bibliografische Daten sind im Internet über
http://dnb.d-nb.de abrufbar.

ISBN: 978-3-95894-231-8 (Print) / 978-3-95894-232-5 (E-Book)

Cover/Illustrationen: Shutterstock.com/Mr. Rashad

Inhalt

„Schreiben heißt: sich selber lesen. Was selten ein reines Vergnügen ist."

Max Frisch, Tagebuch 1946-1949

Zur Orientierung

Dieses Buch ist durcheinander. Es schlingert. Es ist eine einzige Wirrnis – so wie der Zustand, in dem es entstand, eine einzige Wirrnis ist: Burnout mit Depression. Darum ist es ebenso Verzweiflung, Schmerz, Traurigkeit und Verzagtheit, wie es Wut, Tumult, Trotz und Aufbruch ist. Es ist voller quälender Fragen und Zweifel, aber es findet auch leise Antworten und zaghafte Gewissheiten. Bei aller Trübnis und allem Nebel hat es ebenso Helligkeit und Klarheit.

Es soll keine Abrechnung mit irgendjemandem sein, aber es stellt zur Rede, ist so offen und ehrlich wie nur möglich. Es ist eine authentische, unmittelbare Darlegung und zugleich der Versuch, zu verstehen, warum geschehen ist, was geschehen ist. Es ist kein Ratgeber und erst recht nicht verallgemeinerbar, aber es ist ein Buch für alle, die sich ebenso in sich selbst verirrt haben und daran verzweifeln.

Jede:r von Burnout Betroffene wird die Krise anders erleben – jede:r macht andere Dinge durch, trägt andere Lasten und Verwirrungen mit sich herum.

Dennoch ähneln sich Krankheitsphasen, Stimmungen und Emotionen sowie Denkmuster, Therapieerlebnisse und Erkenntnisse.

Daher versteht sich dieses Buch auch als Ermunterung an all jene, denen ähnliches widerfährt, sich dieser tiefen persönlichen Krise zu stellen, mit dem eigenen biografischen Ballast freundlich umzugehen und kleine Veränderungen zu wagen. Die Kraft dazu entsteht in einem selbst – man kann sie nicht erzwingen, aber ich schreibe diese Worte in der Gewissheit, dass diese Kraft da ist, dass sie sich zeigt, wenn es an der Zeit ist.

Burnout

Irgendwann im Leben kommt manche:r von uns an den Punkt, wo es ohne Hilfe nicht mehr geht. Man selbst merkt das meist gar nicht oder zu spät. Den vor einigen Jahren schon beiläufig von der Ärztin mitgegebenen Zettel mit Adressen von Psychotherapeutinnen hatte man sich zweimal angesehen und jedes Mal wieder weggelegt, dachte sich: *Soo schlimm ist es doch nicht, das kriege ich schon alleine hin, das brauche ich doch nicht.*
Bis es eines Tages eben doch schlimm ist, man es nicht mehr allein hinkriegt, es doch braucht.
Und man ist so froh, den ersten Termin ausgemacht und ihn doch nicht wieder abgesagt zu haben.

Jede Woche ist da diese Insel, dieser Raum, wo man Halt findet, wo man reden darf und sollte, über alles, was einen bedrückt, beschwert, erfreut und umtreibt; alles, was einen ausmacht, was man erlebt und erlitten hat, was man denkt und fühlt und wie man sich sieht; wo man weinen darf und auch schweigen; in Ruhe reflektieren oder ratlos sein; wo man immer wieder zu sich selbst geführt wird und sich wieder wertzuschätzen lernt; auch wenn es dafür mehrere

Anläufe braucht und man manchmal das Gefühl hat, zu versagen, weil man immer wieder am selben Punkt, beim selben Problem landet, ja, manchmal sogar zum wiederholten Mal dieselbe Erkenntnis formuliert; wo man auf sachte Weise durch vorsichtige Nachfrage auf wichtige Worte, Gedanken, Gefühle aufmerksam gemacht wird und vom eigenen Irrweg weggeholt wird. Wo man nichts muss, aber alles darf. Wo man als Mensch wieder gehen lernt, aufrecht und offenen Blickes. Wie gut, dass es diese Geh-Hilfe gibt.

Und nach etlichen Sitzungen, die einen aufgewühlt, verstört, erstaunt, erschöpft, aber unmerklich auch wieder ein kleines bisschen stärker, selbstbewusster und zuversichtlicher gemacht und mit Erkenntnissen beschenkt haben, da schließlich fragt man sich: Wird es mir eines Tages wieder möglich sein, ohne diese Geh-Hilfe durch mein Leben zu gehen? Auch ohne dass jemand an der nächsten schwierigen Passage, vor dem nächsten Dunkel auf mich wartet, der mich begleitet und mir Mut zuspricht? Ich hoffe es sehr.

***

Burnout haben doch nur Manager und Geschäftsführerinnen. Nicht wahr? So Typen, die sich 28

Stunden am Tag abrackern, keinen Feierabend kennen, unersetzbar sind oder sich dafür halten, überall einspringen, wo gerade Not ist, und gern mal noch ein Projekt zusätzlich an sich reißen. Oder Ärzte und Pflegekräfte, die jedem gern helfen möchten; die Zeit und die Strukturen geben es zwar nicht her, aber sie rackern sich trotzdem ab für andere, für das Wohl der Menschen ... Alle bis zum Anschlag, längst überlastet und überfordert, aber immer noch 120 Prozent, geht ja nicht anders, muss ja, wer soll's denn sonst machen?

So denkt man sich das mit dem Burnout der anderen. Bis man selbst mittendrin ist. Und es noch nicht mal realisiert. Geschweige denn, eine Definition dafür hat.

Man hat nur auf einmal so eine Schwere in sich, eine Leere auch, eine Verzögertheit und Gelähmtheit. Kraftlosigkeit, Gefühl von Sinnlosigkeit. Keine Energie mehr, keine Ideen, keine Motivation, keine Lust. Überforderung. Dazu diese Reizbarkeit, Dünnhäutigkeit und Ungeduld. Zynismus, Missmut, Indifferenz. Alles negativ.

Und auf einmal braucht man für Handlungen und Routinen der Arbeit, die man sonst mit Freude und Elan angegangen ist, ewig. Alles ist so zäh, man selbst ist so zäh. Und kann einfach nicht mehr, nichts mehr. Alles ist zu viel, zu anstrengend, zu

anspruchsvoll. Man ist perplex: Neulich hat man es doch noch gekonnt?!
Und jetzt: Diese große Müdigkeit, dieses Nichts-mehr-Können und Nichts-mehr-Wollen. Wozu auch? Diese Arbeit ... alles immer schneller, immer oberflächlicher, immer anspruchsloser. Und was soll ich noch darin? Was ist *mein* Sinn?

„Geh mal zum Arzt", sagt eine Freundin. Glücklicherweise sagt sie das. Dieser Schubs ist der erste Schritt auf einen wichtigen Weg. Einen Weg, von dem ich nicht weiß, wie lang er sein wird und wohin er führt. Ob überhaupt irgendwohin. Es ist der Weg mitten in einer Krise tiefer in diese Krise hinein. Es gibt keinen Routenplaner, keine Landkarte dafür – dichter Nebel, und ich muss losgehen. Nicht hier stehenbleiben und mich noch tiefer in mich hineinziehen lassen von diesem unbegreiflichen Sog.
Ja, da schwebt auf einmal dieses Wort im Raum: Burnout. Die Freundin hat es gesagt, meine Ärztin nicht. Aber auch sie hat es erkannt und gesagt: „Ich schreibe Sie jetzt erst mal krank." Und eine Diagnose-Chiffre auf den gelben Schein getippt, die ich kurz darauf im Internet nachschaue: Neurasthenie. Was mir da auf Griechisch kredenzt wird, ist eine „Nervenschwäche". Schon habe ich eine überspannte, ohnmächtig gewordene Dame des 18. Jahrhunderts

im viel zu üppigen, viel zu eng geschnürten Kleid vor Augen, die per Riechfläschchen wieder ins Hier und Jetzt geholt wird und alsdann einige Wochen im Bett verbringen soll, um sich zu schonen. Nervenschwäche – als ob man sich nur mal ein bisschen zusammenreißen müsste und dann geht das schon wieder. Burnout gibt es also gar nicht.
Es gibt Tage, da kann ich mir im Spiegel nicht in die Augen schauen. Weil ich mich nicht sehe. Das bisherige Mich. Ich sehe eine große Ausdruckslosigkeit, oder nein: eine tiefe und zugleich klare, offengelegte Traurigkeit. *Das* bin ich? *So* schaue ich jetzt in die Welt?

Es ist nicht so, dass ich morgens nicht aufstehen kann und meinen Tag nicht zu gestalten weiß. (Hab' ich also überhaupt einen *echten* Burnout? Da ist man doch sicherlich ganz anders depressiv, viel tiefer und schwerer ... Wie heißt das überhaupt richtig: der oder das Burnout?) Ich arbeite zwar nicht, aber die Tage im Schutz der gelben Scheine fliegen trotzdem irgendwie so dahin. Oft sind es lauter Banalitäten, mit denen ich „beschäftigt" bin: frühstücken, Zeitung lesen, Radio hören, etwas einkaufen, kochen und essen, ein bisschen Gymnastik machen, grübeln, rausgehen, lesen, schlafen ... Das Leben leben. Ohne erkennbaren Zweck, ohne der Gesellschaft nützlich zu sein. Einfach nur leben. Ist das etwa nichts?

Und: *Darf* ich das so?
Das ist nicht die Frage. Ich *kann* es grad nur so. Das ist mitunter schwer genug. Schwer zu akzeptieren und anzunehmen, nicht dagegen anzukämpfen und es negativ zu bewerten.

Es dauert Monate, bis ich es mir tatsächlich erlaube: einfach erst mal nur mein Leben zu leben. Nichts müssen, nichts sollen, auch nichts wollen. Nichts anstreben, nichts planen, nichts von mir fordern, weil ich denke, andere könnten diese Erwartung an mich haben und ich müsste doch schnellstens wieder „dabei" sein, wieder etwas Sinnvolles tun, wieder wirksam sein. Und nützlich.
Nein, jetzt geht es nur darum: ruhig werden, wieder ich werden.
Dafür muss ich sehr geduldig sein ... all das aushalten, mich aushalten.
Eines Tages kann ich erkennen und für mich gutheißen: Es geht mir nicht mehr darum, *es* loszuwerden, zu überwinden, besiegt zu haben; ich möchte es nur begreifen und es akzeptieren, es mit mir mitnehmen – und meinen Frieden damit machen.

***

Burnout – das klingt ja erst mal so dynamisch. Da hat sich jemand so sehr aufgeopfert und verausgabt, ist ja klar, dass der oder die irgendwann nicht mehr kann. Die hat sich den quasi verdient, diesen Burnout. Früher gab es Urkunden, jetzt halt Burnout. Aber Burnout ist nicht dynamisch. Und keine Auszeichnung. Burnout ist eine Bürde. Die möchte man nicht haben, die sucht man sich nicht aus. Und: Die hat keinen Zeitplan, das ist kein Termin, keine Sitzung, die so und so lange dauert. („Ach, Entschuldigung, ich bin grad mitten im Burnout, ja, ich schau mal, wenn ich mich beeile und alles etwas straffe und optimiere, könnte ich ... ja, also übernächste Woche könnte ich wieder an Bord sein.")

Burnout ist ein Aushaltenmüssen und Sich-Ausgeliefertsein. Da ist keine Linearität, auch wenn man die gern hätte. Es sind Zustände, Phasen, Episoden. Widersprüche, Widerstände, Weinkrämpfe. Ein Wollen und Nicht-Können. Ein Ersehnen von Besserung, von Wieder-gesund-Sein und Sich-wieder-gut-Fühlen. Das kommt sogar manchmal, glimmt kurz auf, lässt einen sogar regelrecht euphorisch werden. Bis es plötzlich wieder weg ist. Und man wieder in ein Luftloch sackt, in eine Morastgrube gerät, in ein wirres Dickicht abseits der Lichtung, auf der man sich eben noch wähnte. Das lässt einen

verzweifeln, sich als Versagerin fühlen, nicht genesungskompetent.
Das sieht auch die Krankenkasse so, denke ich beunruhigt, als ich das Schreiben mit der Vorladung zum Medizinischen Dienst bekomme. Bürokratische Routine, formales Rasterwerk – so erklären es beschwichtigend Ärztin und Psychologin. Aber ich selbst fühle mich gedemütigt, nicht ernst genommen, in meiner Glaubwürdigkeit angezweifelt. Unter Druck gesetzt. Und wieder muss ich mich also erklären, irgendjemand Fremdem aus dieser Krankenkassenmaschinerie. Als ob ich mir selbst nicht schon genug Druck machen würde.

***

Nach den ersten vier Wochen Arbeitsunfähigkeit bekomme ich eine Verlängerung verordnet. Und ich frage mich: Wie lange *so was* wohl dauert?
Nicht nur ich frage mich das offenbar. „Ich würde gern mit Ihnen über Ihre Arbeitsunfähigkeit sprechen“, ereilt mich tatsächlich wenige Wochen später die schriftliche Anfrage meines Arbeitgebers, der ja von der Diagnose keine Ahnung hat. Für mich klingt es wie: „Wir vermuten, dass Sie länger ausfallen, wann können wir denn wieder mit Ihnen rechnen?“ Ich antworte kurz schriftlich, dass ich

darüber keine Auskunft geben kann. Wiederum eine Woche später bekomme ich meine grundlose Kündigung per Einschreiben …

Ich bin keine Managerin, keine Ärztin, keine Geschäftsführerin. Ich bin … oder vielmehr war Journalistin. Ich habe bei einer Tageszeitung gearbeitet. Nicht 28 Stunden am Tag, sondern zuletzt sogar in Teilzeit. Und doch war sie mir sehr wichtig, diese Arbeit, sie war mein Ausdruck, mein Sein. Habe von außen viel Bestätigung bekommen, Ermunterung, Anerkennung. Das war schön, einerseits. Aber es hat, andererseits, den Druck auf mich selbst, die Erwartung an mich selbst stetig erhöht. Nur nicht nachlassen im Niveau, immer so weiter, die Leute kennen und erwarten das von dir und mögen das doch so – und du selbst von dir doch auch! Bleib so gut, so anspruchsvoll, lass nicht nach in deinen Ideen, bleib so originell, bleib was Besonderes. Und gleichzeitig diese Indifferenz um mich herum, keine Menschlichkeit in der Firmenkultur, keine Motivation, keine Perspektiven. Einfach nur ein Rädchen im System. Warum sehen sie nicht, wie gut ich meine Arbeit mache, warum kriegt man immer nur seine marginalen Fehler vor Augen gehalten? Und warum dulden sie keinen Widerspruch, keine Kritik, kein Aber? Sie müssten doch anders sein, endlich einse-

hen, dass sie in veralteten Mustern und verkrustetem Denken agieren ...
Ja, ich möchte gefallen, möchte Erwartungen und Hoffnungen gerecht werden, möchte andere gern übertreffen, möchte mich abheben vom Durchschnitt – und eben anerkannt werden, gelobt werden, angespornt werden. Weil es mich erfüllt? Weil es Befriedigung und Bestätigung bringt? Weil ich nicht anders kann? Weil ich es so gelernt habe, oder es mir „angelernt" wurde? Weil ich schon immer so ehrgeizig war? Weil ich eben schon immer zu den Leistungsstärksten gehört habe? Oder doch nur, weil ich allein daraus meinen Selbstwert gewinne?

***

Identität über Leistung – das ging eine ganze Weile ganz gut. Leistung bringt Anerkennung, und Anerkennung tut gut. Dieses Prinzip funktionierte in der Schule, im Studium und zuletzt eben 14 Jahre im Beruf. Ich habe meine ganze Energie in diese Arbeit gegeben, Selbstwert und Achtung daraus gewonnen. Was für eine schwere Erschütterung meiner selbst, als ich mich ihr plötzlich fremd und zu ihr unfähig fühlte. Als man mir dann noch mitten in dieser Krise die Arbeit nahm, entriss man mir letztlich meine Identität – mein Dazugehören, mein Wirksamsein, meinen Sinn. Meine Verortung in dieser Welt.

Wer bin ich denn, wenn ich diese Arbeit nicht mehr mache? Bin ich überhaupt wer – oder bin ich nur jemand, wenn ich arbeite? Ich bin ich – aber reicht das? Ist Ich-Sein ein Wert an sich? Wer hat etwas davon? Muss überhaupt jemand etwas davon haben – außer mir selbst?

Was kann ich denn auch schon groß, außer dem, was ich nach Auffassung meines einstigen Arbeitgebers jetzt nicht mehr tun soll? – Also gut, schauen wir mal.

Ich kann:
- freundlich sein und zugewandt, schlagfertig und geistreich
- zuhören, nachdenken, mitfühlen
- anderen helfen oder etwas erklären
- treffende Worte finden und daraus gute Texte machen
- besondere Perspektiven entdecken und fotografieren
- einigermaßen bis sehr schmackhaftes Essen zubereiten
- Fremdsprachen lernen und anwenden

- einfallsreich sein und auch mal rumspinnen
- Wander- und Radrouten planen
- Gemüse säen, pflegen und ernten
- mit dem Messer gut Brot abschneiden
- sogar immer noch den Pionierhalstuchknoten
- sensibel sein und weinen (oh ja, viel weinen, und oft)
- schweigen

Ja, schön und gut, werden Sie jetzt vielleicht denken, aber das ist ja alles nichts Richtiges, kein Beruf, davon kann man doch nicht leben! Stimmt, kann man nicht. Aber vielleicht lässt sich etwas daraus machen, so dass ich *damit* leben kann.

***

Depression und Burnout – das sind hilfreiche Begriffe und Zuschreibungen; Definitionen von Zuständen, in denen man sich wiederfinden kann. Aber ich tue mich immer noch schwer, sie für mich anzunehmen, auf mich anzuwenden, sie zu gebrauchen. „Dieser Zustand jetzt“, „diese Phase jetzt“, sage ich oft, oder auch: „meine Krise“. Aber egal, wie man *das* nennt, was da mit einem passiert – es passiert. Und inzwischen, etliche gelbe Scheine später, bin ich absurderweise froh um diese Erfahrung des Burn-

out. Weil ich manches, was dabei niedergebrannt ist, einfach als Asche erkalten lassen kann; und ich manches, weil es eben doch noch glimmt, wieder entfachen kann; wieder anderes entdecke ich erst jetzt, da es freigelegt worden ist, als behütenswert. Andere Glutnester dagegen muss ich im Blick behalten, weil ich weiß, dass ansonsten ein Feuer daraus wird, das ich nicht kontrollieren kann.
Es wird kein Phönix aus dieser Burnout-Asche erstehen, aber vielleicht und hoffentlich ein Ich, das an sich selbst und seiner Verzweiflung gewachsen ist und sich gut finden kann. Freundlich und nachsichtig mit sich selbst sein und einfach ein bisschen mehr Güte für sich aufbringen kann.

***

Ich dachte, ich würde nie wieder schreiben. Nicht mehr für die Öffentlichkeit, nicht mehr für irgendwelche Leser. Gar nicht. Mein Vertrauen in meine Fähigkeit, zu schreiben, mich auszudrücken, geistreich, humorvoll, klug und gewitzt, war erschüttert. Fort. Ich fühlte mich ungenügend, buchstäblich ausgeschrieben, leer. Der Anspruch an mich selbst war unerreichbar geworden, der imaginierte Anspruch der potenziellen Leserinnen noch unerreichbarer. Dem könnte ich nie mehr gerecht werden. Dachte ich.

Ich wollte mich verabschieden vom Schreiben. Es hatte eben seine Zeit und die war nun vorbei. Es ließ sich aber nicht so einfach entlassen, wie man mich Monate zuvor aus meiner Arbeit als Schreibende entlassen hatte. Es wartete einfach ab. Mit einer Geduld und Gleichmut, wie ich sie selbst immer noch erst lernen muss. Und dann eines Tages wagte sich das Schreiben heraus. Mit einem Satz. Ein Satz, der mir plötzlich in den Kopf kam und dort seine Runden drehte. Das passierte unterwegs beim Radfahren, einfach so. Da war auf einmal dieser eine Satz, und nach einem kurzen Staunen erfüllte mich eine vorsichtige Freude, wie ich sie lange nicht gespürt hatte. Eine Hoffnung auch. Und die beinahe schon gewagte Gewissheit: Daraus wird mal ein Buch ... Eines Tages.
Wie der zweite Satz lauten würde, wusste ich noch eine ganze Weile nicht. Aber ich bewahrte mir den ersten wie einen Schatz. Wie ein wunderschönes, einmaliges Geschenk.

***

Gesund. Was ist gesund? Wann bin *ich* wieder gesund? Wie ist die Definition von gesund? „Das wird jeder für sich anders beantworten", sagt meine Ärztin. „Was ich heute als gesund empfinde, kann sich durch einen Unfall, eine Krankheit ändern. Auch wenn mir ein Arm fehlt oder ich im Rollstuhl sitze, kann ich mich trotzdem als gesund bezeichnen." Aber die Krankenkasse – die will, dass ich schnell wieder „gesund" werde. Also arbeitsfähig. Aber wann ist dieser Punkt erreicht? Schwer zu sagen, wenn man gerade keine Grippe oder Hexenschuss auszukurieren hat, sondern eine seelische Erkrankung. Wann ist die Seele gesund – wieder gesund? Und ist es nicht eigentlich sogar sehr gesund von ihr, so auf alles reagiert zu haben, mich in den jetzigen Zustand versetzt zu haben?

Sagen wir es so: Aus der schlimmsten Krise bin ich heraus. Ich fühle mich wieder als ich. Ich kann mir im Spiegel wieder in die Augen schauen. Manchmal ist da sogar wieder Ausdruck statt Leere. Leise Zuversicht. Nur das Lächeln, das fällt mir noch schwer. Und es bleibt Unsicherheit – Unsicherheit mir selbst gegenüber. Ich traue mir nicht mehr, habe das Gefühl, mich auf mich, auf meinen inneren Zusammenhalt nicht verlassen zu können. Da ist so eine große Fragilität ...

Und die Angst, dass ich eines Tages wieder innerlich kollabieren könnte, dass ich mir selbst und meinem tragischen Sog nicht gewachsen bin, die bleibt.

Aber vielleicht – und hoffentlich – bin ich dann besser vorbereitet, besser gewappnet. Und werde es wieder aushalten, durchleben, durchstehen und wieder daraus herausfinden.
Vielleicht aber bleibt dieses Schwere und Düstere und Verletzliche auch immer in mir. War schon immer in mir. Ich muss nur aufpassen, dass es nicht die Oberhand gewinnt, mich nicht überwältigt und mit mir macht, was es will. Es wird vielleicht immer da sein. Wer kann das schon wissen ... Besser, ich stelle mich darauf ein, als zu glauben, das sei jetzt oder vielmehr eines Tages alles ausgestanden und dann ist wieder alles „normal". Dieses vermeintliche Normal – solange wir das in unserer Gesellschaft als Orientierungspunkt nehmen, werden noch viele Menschen an sich verzweifeln und die Schuld für ihr vermeintliches Nicht-Funktionieren bei sich suchen.

Also: Ich will versuchen, vorsichtig mit mir zu sein, aufmerksam, nachsichtig und geduldig. Achtsam – ich glaube, ich nähere mich einer Ahnung von der Bedeutung dieses Wortes. Achte auf dich selbst. Achte auf dein Verhalten, deine Reaktionen, aber auch dein inneres Befinden und Behagen, deine Bedürfnisse. Achte auf dein Bauchgefühl. Achte darauf, wie du anderen begegnest, was du sagst und wie. Achte darauf, ob du in alte, ungesunde Reaktionsmuster ver-

fällst, ob du vorschnell urteilst oder dich immerzu vom Handeln der anderen beeinträchtigen lässt. Man könnte statt „achtsam" vielleicht auch „behutsam" sagen – behutsam mit sich selbst umgehen.
Das hat nichts mit Esoterik zu tun, sondern mit der Realität. Mit meiner Realität und mit mir.

***

Nun, aus Sicht der anderen, der Gesellschaft, derer, die ihren Jobs, ihrem Beruf, ihren Aufträgen nachgehen, aus ihrer Sicht also habe ich in den letzten mehr als zwölf Monaten wahrscheinlich *nichts* gemacht.
Hier ist meine Sicht:

Ich habe mich sehr oft selbst befragt, mich bezweifelt und mich mit Hilfe anderer wieder aufgebaut.
Ich habe Brötchen, Baguette, zusammengefallene Gebäckteile und einen komplizierten Kuchen gebacken. Und auch sonst viel am Herd fabriziert. Zum Glück sind wir zu zweit, um es alles aufzuessen.
Ich habe mit meiner Frau angefangen, auf einem schnöden Stück Rasen einen Garten anzulegen, und dabei haben wir beide zum ersten Mal in unserem Leben einen Baum gepflanzt.
Ich habe ein kleines, gar nicht mal so windschiefes Hochbeet gebaut.

Ich habe oft nichts gemacht. Habe mir erlaubt, auch mal faul zu sein, zu entspannen, ruhig zu werden, weniger getrieben zu sein.
Ich habe irgendwann aufgehört zu grübeln. (Bis ich dann doch wieder anfing, und wieder aufhörte, und ...)
Ich habe eine Psychotherapie begonnen und bin noch mittendrin.
Ich habe Taiji-Übungen aus dem Internet gemacht und bin dabei durch mein Wohnzimmer ge-pferdet und ge-wolkt und ge-kesselt.
Ich habe viele Spaziergänge gemacht, egal wie grau und trüb es draußen oder in mir drinnen war.
Ich habe Ideen gehabt, manche wieder verworfen und manchen eine zweite Chance gegeben.
Ich habe ein Ehrenamtlichen-Projekt initiiert und andere mit meiner Begeisterung dafür angesteckt.
Ich habe ungefähr dreimal eine künftige Selbstständigkeit geplant und mich – viel zu früh – mit wirrem Businessplanzeugs und Gründerwissen zugeballert. Und mich damit total überfordert.
Ich habe mich ein wenig zurückgezogen.
Ich habe bestimmt zwei oder drei Menschen vor den Kopf gestoßen oder sie enttäuscht, weil ich Treffen mit ihnen abgelehnt oder wieder abgesagt oder so vage aufgeschoben habe.
Ich habe zwei Projektanfragen erst euphorisch zu-

gesagt, habe mich dabei selbst überschätzt und also auch diese wieder abgesagt.
Ich habe Vogelfutterknödel aus Kiefernzapfen und Baumrinde selbst gebastelt.
Ich habe oft schlecht geschlafen – und mich umso mehr gefreut, wenn es mal wieder besser klappte.
Ich habe aus meinem Balkon einen Tomaten-Kräuter-Blumen-Dschungel gemacht.
Ich habe eine für mich ungewohnte Fähigkeit entdeckt und möchte sie gern bewahren und pflegen: die zur Gelassenheit und Langmut.
Ich habe ein Gedicht auswendig gelernt und seither das Gefühl, dass es guttut, sich „lähmender Gewöhnung zu entraffen", und möchte so gern „heiter Raum um Raum durchschreiten".
Ich habe mich, so gut es ging, mit mir selbst versöhnt.

Ich habe dies hier alles aufgeschrieben.

Therapie I

Jetzt bloß nicht heulen. Dachte sie und wusste genau, dass das trotzdem gleich passieren würde. Das kannte sie ja schon. *Als Erwachsene, hier, ausgerechnet. Warum muss ich denn immer gleich heulen?*
Der Hals hatte sich innerlich bereits zusammengeschnürt, eigentlich war es schon zu spät, das wusste sie, beim Schlucken stach es wieder so, als wollte die Speiseröhre gerade zusammenwachsen, der Druck in den Augen wurde stärker, und da spürte sie auch schon, wie das Tränenwasser anfing, förmlich aus dem Augapfel herauszuquellen, durchzusickern, ins Freie zu diffundieren, wie sich die Oberfläche des Auges und der Lidrand mit einem feuchten Film überzogen, das ließ sich kaum noch wegblinzeln; sie spürte, wie sich die Muskeln an Stirn und Schläfen und Wangen spannten, wie sie zuckten und sich, ja, zusammenrissen, um gegen den Schleusendruck anzukämpfen; sie schluckte und musste im Erzählen innehalten, um ein Zittern der Stimme zu vermeiden ... Aber das hatte die Therapeutin sicherlich sowieso schon mitbekommen.

Warum eigentlich wehrte sie sich so sehr dagegen? Was war schon daran, zu weinen? Noch dazu in der

Therapiestunde. Gerade hier musste es doch möglich sein. Warum die Scham, das Gefühl, sich entschuldigen zu müssen. Dabei wusste sie doch, wie gut es ihr tat, das Weinen. Es nahm den Druck in stressigen Situationen, wenn sie sich bedrängt oder aufgewühlt fühlte, wenn ihr etwas naheging, es aus ihrem sehr persönlichen tiefen Inneren kam, wenn es an etwas von früher rührte, etwas sehr Empfindsames.
Das Weinen öffnete innere Pforten und Tore, Wehre und Staue, es erlöste, entspannte, befreite und brachte ihr letztlich Frieden. Und darum ging es doch hier: den eigenen Frieden wiederfinden – sich mit sich selbst und der Welt versöhnen. Ohne Weinen? Unmöglich. Sollten nicht alle mehr weinen? Weinen dürfen? Wären nicht alle viel entspannter, viel gelöster, viel mehr sie selbst?

Trotzdem, sie erlaubte sich das Weinen nicht. Nicht in offiziellen, nicht-privaten Begegnungen. Das macht man doch nicht, was soll denn das Gegenüber denken. *Meine Güte, jetzt heul doch nicht gleich,* ermahnte sie sich dann selbst … Da fiel es ihr ein: So war es früher immer gewesen, schon als Kind hatte sie oft und viel geheult. Das war einfach so. Später, als Jugendliche, ging das immer noch nicht weg. Gerade in diesen inquisitorischen Vater-Tochter-Gesprächen, ach was, Monologe und Verhöre waren das, wortreiche psychische Bedrängung, natürlich immer zu ihrem Besten, um sie irgendwie so hinzubiegen, wie man sich das vorstellte. *Warum haste denn nicht... Mach doch mal... Wie denkst du dir das denn... Was soll denn mal werden ... Ja, nun sag doch mal was dazu und sitz nicht so da ...* Und dann der Satz, der die Schmach komplettierte: *Warum heulste denn da jetzt?* So ging das immer. Und das Heulen wurde nicht weniger.

Sie atmete ein, hielt kurz die Luft an, als ob sich dadurch alles aufhalten ließe, richtete ihren schon tränenverschwommenen Blick in die Weite des Raumes, an die Decke, irgendwohin, nur nicht zur Therapeutin, damit sich der Tränenfluss vielleicht doch noch abwenden ließe, und vor allem der Schnodder, der ja immer ein akustisches Eigenleben führte; sich vor jemand Fremdem die heul-verrotzte Nase zu putzen, war ja nun wirklich unangenehm, das hört sich nicht gut an und sieht nicht gut aus. Also bloß nicht heulen ...

Aber da spürte sie schon, wie sich die erste Perle am Lid bildete – und kapitulierte. Endlich, nach diesen quälenden Sekunden der Selbstunterdrückung, dieses inneren Kampfes, gab sie nach und ließ die Tränen heraus. Ließ sie heranrollen und herunterlaufen und quellen und quellen... *Woher nur kam dieser immer bereite, nie versiegende Tränenstrom? So warm, so tröstend, so wohltuend. Dann jetzt eben auch hier.*

Und dann griff sie doch mal in diese oben offene Pappschachtel auf dem Hocker neben sich, aus der man wie ein Zauberer ein Taschentuch nach dem anderen ziehen konnte, scheinbar endlos ... Für nicht enden wollendes Weinen. Sogar die Industrie war auf Weinen eingestellt – wenn das kein gutes Zeichen war.

Leben

Es gibt wohl Menschen, die sagen: Das Leben ist schön.
Dann gibt es aber auch Menschen, die sagen: Das Leben hat viel Schönes.
Und es gibt solche, die sagen: Das Leben kann durchaus manchmal schön sein.
Vergessen wir auch die nicht, die sagen: Das Leben ist selten schön.
Sowie jene, die sagen: Das Leben ... will ich nicht.
Alle haben ihre Berechtigung und sollten sich nicht erklären müssen.
Ich finde: Man kann und soll niemanden zwingen, das Leben schön und unbedingt lebenswert zu finden.
Und ich, bin ich lebensmüde? Das wohl nicht. Nur manchmal des Lebens müde. Menschheitsmüde.

Klarsichthülle

Manchmal wäre ich gern eine Klarsichthülle. Die hat Format, ist übersichtlich, lässt sich gut einordnen, und man weiß auf einen Blick, was einen erwartet. Vor allem ich selbst wüsste es dann besser. Und zusammen mit vielen anderen interessant gefüllten Klarsichthüllen wäre ich Teil einer immens wichtigen Gemeinschaft, die auf jeden Fall gebraucht wird. Zumindest hat jemand irgendwann festgelegt, dass solche Ansammlungen wichtig sind und sogar existenziell.

Klarsichthülle – was für ein Wort! Diese Mischung aus zielstrebiger Prägnanz *(Klarsicht)* und wohliger Geborgenheit *(Hülle)*, ja, das hätte und wäre ich auch gern. Aber wäre ich ein Büroutensil, wäre ich wohl eher eines dieser äußerlich total aufgeräumt wirkenden, aber im Grunde ziemlich unsortierten und mit der Zeit in Vergessenheit geratenen Plasteablagefächer, die man so herrlich imposant übereinanderstapeln konnte, um zu suggerieren, man hätte total den Überblick. Dabei wirft man in die anfänglich so hübsch übersichtlich daherkommenden Regalschalen mit der Zeit einfach alles hinein, von dem man nicht weiß, was man gerade damit soll und wohin

damit – auf jeden Fall sehr eindrucksvoll! Genauso gut könnte man es auch gleich in den Papierkorb segeln lassen, aber nein, lieber häuft man ein Gedanken-und-Grübel-Chaos an, bis es einen eines Tages böse anzufunkeln scheint, warum man es bitte schön so lange vernachlässigt hat und man möge sich ihm doch jetzt auch mal endlich zuwenden. JETZT! Und noch während man versucht, diese Frotzeleien von der Seite zu ignorieren, gerät dieser mit der Zeit erstaunlich hoch gewordene, wunderschöne Plaste-Ablageschalen-Stapel ins Wanken und poltert auch schon in sich zusammen, noch bevor man die Augen ordentlich schreckgeweitet hat.
Tja, und dann liegt die ganze Misere vor einem, um einen herum und man weiß: *Das* musst du jetzt wohl oder übel durchgucken, sortieren, aufräumen und entscheiden, was wegkann oder soll und was nicht ... Das schiebt man aber routiniert noch ein Weilchen vor sich her, weil es ja doch arg unübersichtlich und befremdlich ist; macht also einfach erst mal das Licht aus und die Tür zu und sucht sich was anderes zu tun, doch die Gedanken kreisen ja doch bloß immer um diesen blöden, in sich zusammengekrachten Stapel Zeugs. Warum nur hat man das nicht von Anfang an alles fein säuberlich in Klarsichthüllen sortiert? Rechtzeitig. Immer dann, wenn es erforderlich war. Also gleich und flugs und

ohne großes Aufhebens. Dann hätte man jetzt den Überblick und wäre nicht heillos überfordert.

Andererseits ist da auch wenig Überraschendes bei so einer Klarsichthülle. Ein Blick, und man weiß, womit man es zu tun hat, also weiterblättern, nächste Hülle, aha, so so, Ordner wieder zu. Schematisch, uninspirierend, formal. Irgendwie so vorhersehbar, langweilig, null-acht-fuffzehn. Es sei denn, man stopft hinter die sichtbaren Blätter noch etliche mit hinein, so dass man irgendwann nicht mehr so genau weiß, was da alles noch dazugehört. Also muss man sie rausfummeln und sich mit ihnen erst mal beschäftigen. Zumindest für einige Augenblicke, bis man wieder weiß: *Aah ja …* So wie wenn man in der eigenen Vergangenheit kramt und in den Erinnerungen wühlt und das eigene Jetzt-so-Sein ergründen möchte … warum bin ich, wie ich bin, wo kommt das alles her, wer hat da so viele Blätter reingestopft mit so viel wirrem Zeug drauf?!

Selbstgespräch

Dieses ständige innere Formulieren der eigenen Befindlichkeiten. Stumme Selbstgespräche oder eher wohl Selbstmonologe. Vor allem wenn sie mit dem Rad fuhr. Statt sich zu freuen, wie schön der spätsommerliche Herbst den Wald golden und warmbunt leuchten ließ, wie die Natur da einfach so da war, stoisch, duldsam, genügsam, ausgeliefert auch, aber einfach da; statt sich daran also zu erfreuen und auch daran, dass sie hier einfach mitten an einem Wochentag ganz ohne Zwänge, die sie bedrängen könnten, durch die Weltgeschichte radeln konnte, dass sie im Grunde doch körperlich ganz und komplett war, ja, bis auf diese blöde Rückensache, und geistig doch eigentlich auch, ja, bis auf diese seelische Erschütterung; und daran, dass in ihrem anderen Zuhause jemand auf sie wartete und sich ganz sehr freute, wenn sie übermorgen wieder hinkäme und man zusammen ein womit auch immer gefülltes schönes Wochenende haben würde, dies alles konnte sie einfach nicht davon abhalten, in Schwermut zu verfallen. Melancholie im goldenen Herbst – das kann auch nicht jeder. Aber sie konnte das sogar im Hochsommer, da erst recht.

Aber was war eigentlich so schlimm an Schwermut? Ach ja, sie hatte immer die Selbstzweifel im Schlepptau. Aber ist doch alles eine Frage der Einstellung. Beim nächsten Mal musste sie da gelassener mit umgehen. Wie wäre es mit: *Hallooo, liebe Selbstzweifel, ja was für eine Überraschung, ihr seid's, wart doch gerade erst vor einer Woche da. Na, aber nun kommt erst mal rein! Hab noch gar nicht wieder aufgeräumt nach eurem letzten Besuch, aber dieses Durcheinander kennt ihr ja schon, fühlt euch also wie zu Hause. Und, nun erzählt mal: Was gibt's Altes?*

Ohnehin wollte sie ja jetzt gelassener werden, ruhiger, demütiger und versöhnlicher sich selbst gegenüber. Nicht so fordernd und sich ständig in Frage stellend. Da gab es doch echt blödere Leute, die sich wirklich mal in Frage stellen sollten. Ruhiger werden wollte sie, sich auf sich konzentrieren, Gedanken neugierig betrachten und ziehen lassen. Nicht bewerten. *Naja, aber …* Kein Aber, nicht bewerten, sind nur Gedanken.

Immerhin, ein paar Taiji-Übungen aus dem Internet hatte sie sich rausgesucht und einige Zeit sogar abends vor dem Schlafengehen ausgeführt. War ganz gut, immerhin musste sie sich dabei so auf den Ablauf und das Atmen konzentrieren, dass ihr keine Gelegenheit zum Grübeln blieb. Das war doch

schon mal was. Überhaupt, das Atmen schien ja der Schlüssel zum Glück zu sein. Konzentriere dich auf deinen Atem und alles wird sich fügen. Aber wie sollte das gehen?
Beim nächsten Grübel-Anfall: Atmen! Das Atmen bringt dich zurück ins Hier und Jetzt, heißt es. Sehr schön. Auch wenn das Hier und Jetzt nicht immer so ganz schön ist. Und über welchen Zeitraum erstreckte sich so ein Hier und Jetzt eigentlich? War es nicht im selben Moment schon vorbei, da man sich darin befand? Wie soll man da noch denken, handeln, etwas tun, wenn man immerzu damit beschäftigt ist, im Hier und Jetzt zu sein? Das half ihr auch nicht wirklich weiter. Zumal ihr ihr derzeitiges Hier und Jetzt so ziemlich auf den Zeiger ging. Mit diesem Burnout-Depressionsschmodder, der ihr das ganze Gehirn zukleisterte und ständig die Sicht behinderte – die nach vorn natürlich. Aber die zurück nützte ihr auch nichts. Es brachte ihr nichts, sich an dem aufzubauen, was sie bislang schon alles gemacht, geschafft, erreicht, bewirkt hatte. Es hatte ihr wohl noch nie geholfen, sich darauf zu besinnen. Es war nichts mehr wert, es war ja vorbei, getan, gewesen. Darauf konnte man sich schlecht ausruhen. Manche können das, beneidenswert. Aber sie: immer Neues, immer Besseres, immer wieder Jetziges schaffen – nur so gewann sie Selbstwert, erlebte sie Sinn.

Konnte man das nicht mal ändern? Welcher Hebel, welcher Knopf, welches Rädchen war da zuständig? Und wie kam man da ran?

Und nun war der Wald schon wieder zu Ende und sie hatte so gut wie nichts davon gesehen. War gefahren und gefahren und hatte gegrübelt und gegrübelt und diesen schönen Wald einfach ignoriert. Sie kam sich schäbig vor, war auch nicht besser als all die Menschen, die beim Leben nur noch auf ihr Smartphone starrten und nichts vom Drumherum mitbekamen. Nur dass *sie* halt immerzu nach innen starrte – wo so viel los war wie im richtigen Internet, und leider auch genauso viel Mist und überflüssiges Zeug. Aber im Grunde war sie da ja ganz zeitgemäß, dass sie das für sich ständig alles kommentierte und bewertete. Sie war eben ihr treuester Follower und ihr zuverlässigster Twitterer und, naja, irgendwie auch ihr dämlichster Dauer-Hate-Speaker.

Gekündigt

Die Arbeitsstelle passé, die Ambition zu erneuter Festanstellung ebenso. Also: Eine Gründungsidee musste her. Wie wäre es mit einem Online-Shop für Gekündigte?
Aus dem aktuellen Angebot:

Zynismus (nur noch drei Stück auf Lager)
Galgenhumor (Nachschub ist unterwegs)
Ironie (nur noch in der Ausgabe „fein")
Schönfärberei (auf Anfrage, Maßanfertigung!)
Verzweiflung (nur in Kombination mit Zynismus)
motivierende Sinnsprüche (gratis dazu: Gähnen in Dauerschleife als mp3-Download)
Boxsack (ausreichend lieferbar)
Hamsterrad-Ergometer (mit Schichtsystem-Simulator)

JETZT NEU! Der Ratgeber „Wie Sie Ihr Gekündigt-worden-Sein stilvoll und souverän nach außen kommunizieren"

- Mein Arbeitgeber hat erkannt, dass ich überqualifiziert bin und die Firma da nicht mithalten kann.

- Ich wurde befördert. Hinaus ...
- Ich passe nicht mehr ins Portfolio der Firma.
- Man hat mir empfohlen, mich neuen Herausforderungen zu stellen.
- Die Firma stellt sich neuen Herausforderungen und versucht, mit noch weniger Personal und Kompetenz am Markt zu bestehen.
- Ach, wissen Sie was: Keine Wertschätzung kriege ich woanders mit weniger Energieaufwand.
- Meine Firma tut was für den Klimaschutz: Es ist dort jetzt ein Rechner weniger am Netz.
- Ich mache bei einem Langzeit-Gesundheitsprogramm meines Betriebes mit. Man hat im Büro etliche Mängel festgestellt ... Da soll ich besser zu Hause bleiben. Ist gesünder.
- Ich bin jetzt Jobbörsen-Testerin.
- Ich mache mich selbstständig – als Existenzvernichtungsberaterin. Ich weiß ja jetzt, wie es geht.

Aufwärts

Bergauf. Warum muss es eigentlich immer bergauf gehen? Oder aufwärts, mindestens. „Na, geht's wieder aufwärts?", wird man gefragt, wenn es mal ein Weilchen nicht so gut ging, geschweige denn lief, oder man krank war oder melancholisch oder dauerhaft unzufrieden. Solche Zustände sind heutzutage gleichbedeutend mit Lebensunfähigkeit, das ist die selbstverschuldete Ent-Sozialisierung, die Marginalisierung seiner selbst.

Diese dahingesagten Metaphern: bergauf, aufwärts ... Als ob wir allesamt Bergsteiger wären und das Leben ein einziges alpines Gebirge, das es zu bezwingen gilt.

Aber es gibt sie ja tatsächlich, diese bewunderungswürdigen Lebensbergbewältiger: die, die Karriere machen. Aufsteigen. Sich hocharbeiten. Dabei klettern sie, rein wörtlich betrachtet, lediglich in einem Steinbruch rum: *carrière*. Aber nein, das Ganze wird zur Leiter, die man natürlich hochmuss. Und klettern, na, das klingt schon so behände, so fit und agil und dynamisch. Ist nur leider auch bloß ein vorgegebener Weg, da gibt's kein Links und kein Rechts, nur stupide hoch-geradeaus. Und dabei können diese

Karriereleiterkletterer nur froh sein, wenn diese Leiter überhaupt stabil steht. Und dass keiner unten daran herumsägt. Oder sie auch bloß zu einem verstaubten, zugemüllten Dachboden führt. Und wenn sie dann oben angekommen sind, so eine Leiter ist ja auch endlich, was dann?
Oder eben auf diesem Berg – wenn wir erst mal oben sind nach diesem ewigen Aufwärts und Bergauf, ja, was dann? Man muss nicht Reinhold Messner gelesen haben, um zu wissen, dass dann das Wichtigste kommt: der Abstieg. Erst der wird offenlegen, wer der wahre Bergsteiger ist, der Hinabsteiger nämlich. Unten ankommen ist gut. Dann geht das Leben nämlich weiter.
Es unten aushalten, muss man auch erst mal können.

Und du, bist du grad unten, nur weil es nicht aufwärtsgeht? Oder bist du so mittendrin, steckst fest in deinem Aufwärts?
Aus der Aufsteigertruppe ausgesondert bist du, jetzt sitzt du da und kannst den anderen beim Bergauf zugucken. (Oder wie sie orientierungslos auch bloß immer im Kreis gehen und denken, sie hätten schon wunder was für eine Route hinter sich …) Mit Karriere ist jedenfalls nichts. Hattest du auch nicht vor. Dein Arbeitgeber mit dir auch nicht: hat dir ein-

fach die Leiter weggezogen, während du mehr oder weniger drauf rumstandest.
Jetzt musst du dich erst mal wieder aufrappeln, auf die Beine kommen. Ist schwer genug, und braucht Zeit und Geduld. Aber wer hat die schon?
Kaum, dass du vermeldest, dass es dir wohl wieder so ein bisschen besser geht, frohlocken sie schon: *Ach, wie schön, geht es wieder aufwärts.*
Nein, geht es nicht. Du bist nur froh, dass du endlich wenigstens wieder stehen und sogar gehen kannst. So ganz vorsichtig, Schritt für Schritt. Wärest dankbar, wenn jetzt erst mal eine längere Ebene käme. Von dir aus auch eine Hochebene – wenn es denn unbedingt irgendwas mit Berg drum rum sein muss.

Dysbalance

Meine Gemütswaage ist ein seltsam dysfunktionales oder sagen wir: physikalisch phänomenales Gerät. In der einen Schale liegt so viel Heiteres, Gutes, Bemerkenswertes, Freudvolles, Begabung und Können ... in der anderen etwas Trübnis, Unzufriedenheit und Defizit. Komischerweise ist die zweite, jedenfalls wenn *ich* draufschaue, immer viel schwerer als die erste.

Therapie II

Ich bin das lila Heft. Ein A4-Schulheft (vielleicht kariert?). Die anderen Patienten des Tages liegen auf dem Holzfußboden neben dem Sessel der Therapeutin. Vier, fünf Hefte sind es jedes Mal, nie liegen sie ordentlich übereinandergestapelt, immer wie in unabsichtlicher Verstreutheit beieinander. So, als ob sie jeden Moment dort hineinblättern würde, um etwas nachzuschauen.
Das lila Heft also bin ich. Sie hat es immer auf dem Schoß, schreibt gelegentlich etwas hinein. Notiert sie da wirklich Dinge aus unserem Gespräch, meinem Reden vielmehr, oder ist das psychologisches Antäuschen, um der Patientin zu suggerieren, sie hätte jetzt gerade etwas Wichtiges, etwas Markantes und unbedingt Festhaltenswertes gesagt? Ob sie überhaupt jemals wieder hineinblättert? Egal, es beruhigt mich irgendwie, dieses Mitschreiben im Sessel gegenüber. Es hat etwas von Verankerung, von Vergewisserung.

Das quadratische Gemälde mit dem Meeresmotiv hängt jetzt neuerdings an der Wand. Über einem weißen schmalen Schränkchen, das dort vorher nicht stand. Das Bild hängt zu hoch. Anfangs stand es immer an die Wand gelehnt auf dem Parkettboden. Genau mir gegenüber, genau in meiner Blickrichtung, wenn ich nach unten schaute, um nachzudenken, meinen Emotionen nachzuspüren. Wo mein Blick Halt fand, sich versenken konnte … in dieser sich auftürmenden dunkelblauen, weißgischtenden Welle inmitten eines aufbrausenden Meeres, an dessen Horizont es orangeflächig leuchtet. Sinnbild meines Seelenzustandes? Jetzt kann ich jedenfalls nicht mehr in diese Welle schauen, sie hängt einfach zu hoch. Unten an der Wand lehnt dafür nun ein Jugendstilkalender, farbintensiv, unruhig, im Juni stehengeblieben. Davor die Zimmerpflanze mit den länglichen, weinroten Blättern, die an manchen Spitzen vertrocknet sind. Wo also hinschauen?

Die Socken. Die Therapeutin trägt gern farbenfrohe Socken. Oft mit Motiv, mal Blumen, mal Schmetterlinge und mal irgendwas Abstraktes. Heute Schmetterlinge. Ich finde das amüsant. Sympathisch. Es nimmt der ganzen Angelegenheit die Schwere. Bringt ein wenig Heiterkeit in diese ernste Chose, wegen der ich hier bin. Und wie ich so gucke, sehe ich meine Socken: habe die mit den Fahrradsymbolen an. *Heute ist dann wohl Tag der bunten Socke*, stelle ich fest, muss lächeln und kann nicht umhin, meine Beobachtung mitzuteilen. Und erlöse mich damit selbst aus meinem schon länger andauernden Schweigen, das mich hat Assoziationen folgen und zur Ruhe kommen lassen. Ich musste es erst lernen, dieses Schweigen zuzulassen, hier. Es tut gut, bietet Raum, erlöst von Spannung und Aufgewühltsein. Aber irgendwann gelangt es auch immer an den Punkt, da es anfängt, mich zu beunruhigen. Da kommt so ein Socken-Satz dann gerade recht. Zum Glück muss die Therapeutin nun auch lachen. So was geht hier also auch. Das ist wohl aber nichts fürs lila Heft.

Mut

So mutlos, wie ich dachte, bin ich eigentlich gar nicht.
In mir ist doch jede Menge Mut:

Unmut
Missmut
Schwermut
Langmut
Sanftmut
Freimut
Wagemut

Der rote Faden

Immer wenn ich nicht weiterwusste mit mir, meinem Sein und meinem Leben, habe ich Tagebuch geschrieben. Es gab Zeiten, in denen ich oft hineingeschrieben habe – das war Halt, Trost und Selbstbefragung. Antworten gab es da kaum. Aber später, beim Wiederlesen, gab es jedes Mal ein Wiedererkennen, oftmals auch begleitet von Erschrecken und Kopfschütteln über mich selbst: *Schon damals also warst du so ... Schon früher hattest du solche Phasen ... Solche Gedanken gab es also schon einmal ... Bist du dir demnach selbst treu geblieben, einfach du geblieben? Oder hast du versagt, weil du dich nicht geändert hast? Hast du jemals etwas aus dir gelernt?* Das sehr sachlich designte Notizbuch im A5-Format erschien mir gleich als etwas Besonderes: Es war ein Geschenk einer mir vertraut gewordenen und mir sehr zugewandten Lehrerin zu meinem Abitur, um mich „schreibend selbst zu entdecken", wie sie mir mitgab. Dieses Entdecken war und ist wahrlich schmerzlich, da hatte Max Frisch schon ganz recht, als er in seinem eigenen Tagebuch festhielt: „Schreiben heißt: sich selber lesen. Was selten ein reines Vergnügen ist."

Es ist nicht nur kein reines Vergnügen, es ist enervierend und mitunter qualvoll, gerade auch in seiner Wiederholung von Erlebtem und Gedachtem. Und doch vermag dieses Schmerzvolle sich irgendwann in etwas Kathartisches zu verwandeln. Und man ist froh, dies alles einmal aufgeschrieben zu haben.

Mit 18 Jahren schreibe ich:
Und da ist wieder dieses eine, wohlbekannte, beklemmende Gefühl der Ängstlichkeit. Der Zwang, der Druck, der Stress, Konflikte, der Alltag. Vor meinem geistigen Auge sehe ich mich wieder in Diskussionen verwickelt – von ihm [gemeint ist der Vater] geführt und von mir erduldet; denn inzwischen ist auch das Bild der selbstbewussten, überzeugenden, standhaften Nora in mir selbst verblasst. Ich sehe mich wieder in denselben Situationen, den Momenten der Hilflosigkeit, der gedanklichen Verlassenheit, meiner Wort- und Argumentleere.
Das mich erdrückende Gefühl des Kleinseins.

***

Ich heule – verzweifelt, fragend, unruhig. Ich weiß nichts. Ich weiß nicht, was werden soll mit mir; ich weiß nicht, wer ich bin; ich weiß nicht, wie ich mich in den Griff kriegen soll – wie mein Leben; ich weiß

nicht, wohin, in welche Richtung zuerst; ich weiß nur, dass es immer der falsche Weg ist; ein Weg, der mir immer nur noch mehr Schwierigkeiten bringt.
Ich hätte nie gedacht, dass ich mal bis zu diesem Punkt kommen würde, wo ich so allein bin, so hilflos.
Ich hasse es, so, wie es gekommen ist, so, wie alles ist – diese ganze scheiß Familienproblematik. Ich selbst bin schon das erste Hindernis. Ich bin so schwach, so desorientiert, so verloren, so kaputt.
Jetzt fühle ich mich so wie vor einem halben Jahr – nichts hat sich geändert. Ich möchte schreien, treten – irgendwas! Aber es bleibt drinnen und frisst mich auf; das wird es.
Wo bleibt mein Widerstand? Warum diese Angst, dieses Zögern, diese Unsicherheit; wo ist meine Kraft, mein Mut?

Mit 19 Jahren schreibe ich:
Ich bin so unzufrieden, so unerfüllt, unglücklich im Moment. Ich fühle mich allein – sehne mich nach einer endlosen, herzlichen, innigen, intensiven, unendlichen, warmen Umarmung.
Wo sind Freunde, warum geht alles auseinander, warum geht manches schief, kommt nicht zustande oder bleibt oberflächlich? Warum wird es so wenig, woher kommt diese Angst vor der Nähe? Warum immer nur das Wünschen, aber nicht können?

***

Ich pendle, schwanke hin und her, falle um, stehe auf, klettere hoch, rutsche zurück, laufe und komme nicht vorwärts – es ist dieser deprimierende Stillstand, das Nicht-Vorankommen, vielleicht auch zu vorsichtiges Umschauen; noch mal zurückschauen, ob vielleicht doch noch etwas vergessen wurde, ob da nicht vielleicht jemand steht, der mir noch etwas nachrufen wollte ...
Auf der Stelle verharren und sich von vielen Seiten anstupsen zu lassen, ohne sich selbst entschieden in eine Richtung zu bewegen – ohne zu wissen vor allem, wie, warum, unter welchen Umständen, mit welchem Ziel, mit welchen Mitteln ...

Mit 20 Jahren schreibe ich:
Ich schwimme wirklich immer in der Mitte – nur ja nichts falsch machen, nur ja keine provozierende Ansicht äußern, immer auf Einstimmigkeit bedacht, ohne den Streit zu suchen. Immer nur dieses Antworten, statt mal anzuregen. Die pure Unsicherheit. Nicht wagen, mal einen Schritt zu tun, ohne vorher unbedingt wissen zu müssen, wohin er führt. Ich möchte so vieles, soviel Tun, soviel Sein – aber komme nicht aus mir selbst heraus. Irgendwie scheint es so, als sei ich mir selbst im Wege; der entscheidende

Schub fehlt dann, um über diese Schwelle zu treten. Es ist so schrecklich, immer wieder dasselbe Hindernis bei allem zu sehen – die eigene Unsicherheit.

Mit 21 Jahren schreibe ich:
(...) Ich kann doch aber nicht rausfinden, wie ich sein soll oder kann, indem ich darüber nachdenke, ich muss doch sein, wie ich bin. Eben einfach sein. Aber ich will vorher wissen, wie ich denn nun bin, und versuche, alles in Gedanken zu bedenken und zu hinterfragen.
Ich hab Angst vor Enttäuschung – Enttäuschung mir und den anderen gegenüber.

Mit 28 Jahren schreibe ich:
(...) das angeknickte Selbstbewusstsein. Das Gefühl oder die Gewissheit, etwas nicht so geschafft zu haben wie andere. Dass andere besser sind. Oder einfach schneller oder ehrgeiziger oder oder oder. Das nagt so schnell an meinem Selbstvertrauen, da kommen so schnell die Zweifel an meinen eigenen Fähigkeiten. Ich mag das nicht. (...)

Mit 33 Jahren schreibe ich:
„Selbstbetrachtung und Denktätigkeit", sie stellen sich einfach ein, man kann sich nicht wehren, muss sich ergeben, sie zulassen, aber zu was führt das?

Man dreht sich im Kreis, schaut sich hinterher, aber gewinnt doch nie den Blick von oben, löst sich nicht aus den schienengleichen Bahnen, kann sich nicht selbst als etwas Unbekanntes, Fremdes, Neutrales betrachten. Wie schön das doch manchmal wäre – sich einfach mal selbst analysieren, sich begreifen, sich selbst einen Stups (einen Tritt?) geben und endlich in die richtige Richtung bringen.
Wann bin ich fertig; wann kann ich endlich ruhig mit mir selbst sein; wann wissen, was ich ändern kann (oder sollte?); wann erkennen, was gut für mich ist und wo Verletzungen anderer in Kauf genommen werden müssen; wann erkennen, ob ich vor mir flüchte oder mich selbst voranbringe, ob ich mich in mir selbst verkrieche oder aber zu mir stehe?

Mit 34 Jahren schreibe ich:
Immer nur am Zweifeln, und alles wiederholt sich – das Grübeln, das Sich-in-Frage-Stellen, die Unsicherheit über das eigene Ich und das eigene Wollen. Diese starke Natursehnsucht! Melancholie, Verdruss, keine innere Leichtigkeit, keine Gelöstheit, kein wirkliches Freude-Empfinden – immer gedämpft. Antriebslosigkeit und doch der Drang nach Bewegung (eigentlich nur ein steter Kampf gegen mich selbst?).

Mit 35 Jahren schreibe ich:
Habe mich selbst ein bisschen mehr gefunden, auch wenn bei allem Tun immer wieder die altbekannten Selbstzweifel auftauchen, die Unsicherheit im Umgang mit Mitmenschen in Geselligkeit, in Gruppen; die Unsicherheit über meine eigene Wirkung auf andere … Wie viel Bestätigung braucht man denn noch? Meine Lesung müsste mich doch endlich mal davon überzeugt haben, dass ich wirke, dass ich etwas kann, dass ich etwas mitzuteilen habe, dass ich anerkannt werde. Aber diese Erkenntnis pflanzt sich nicht dauerhaft in mir ein. Immer obsiegt das Sich-in-Frage-Stellen.

***

Jetzt, mit 43 Jahren lese ich mir all das noch einmal durch. Habe Mitleid mit mir, mit diesem Menschenkind, das ich war. Das so von Druck und Selbstzweifeln geplagt ist, nach Halt und Orientierung sucht, immer sich selbst sucht.
Mit all meinem heutigen Zweifeln und Hadern finde ich mich noch immer darin wieder. Aber ich beginne allmählich, es als Teil von mir zu betrachten, diesen roten Faden in meinem Leben als *meinen* roten Faden anzunehmen. Und … wie wäre es denn, wenn ich, da er sich nicht abschneiden

lässt, an dieser Stelle einfach beginne, einen anderen daran anzuknüpfen?

Selbstfindung

Wenn ich mich immer nur an anderen orientiere, werde ich nie wissen, was ich eigentlich selbst will. Mich selbst finde ich nicht in den anderen.

Still

Du bist so still, was ist denn los?
Jetzt sag doch mal was!
Du bist viel zu schüchtern.
Immer igelst du dich ein und verkriechst dich in deinem Zimmer.
Du musst mal mehr aus dir herauskommen.
Hach, das Sensibelchen.

Stille – für sich sein, mit sich sein, schweigen, in Ruhe denken, nachdenken, bedenken ... Gedanken überhaupt erst entstehen lassen, ihnen folgen, sie begleiten oder lenken ... sich konzentrieren, sich besinnen, im Geiste tätig sein ... Was für eine Wohltat! Dieser Rückzug ins Innere ist für stille Menschen ein Bedürfnis, es ist ihr Wesen. Das können nichtstille Menschen nicht gut ertragen, denn sie haben dazu keinen Zugang, können nicht teilhaben an dieser befremdlichen Stille des Gegenübers. Das ist ihnen suspekt – nichts passiert, man hat sich nichts zu sagen, denken sie, man muss doch was erzählen, irgendwas, nur nicht diese bedrückende, peinliche Stille aushalten, dieses Schweigen! Nur weil sie es mit sich selbst nicht aushalten. Und dann wird eben hineingeplappert in dieses Schweigen, das ja nur ein äußerliches Schweigen ist, denn innen drin bei den Schweigenden geht gerade eine Menge vor sich, manchmal aufgewühlt und atemlos, manchmal sachte und behutsam. Und jedes Wort von außen sticht in dieses stille Werden und Wirken, verwirbelt und zerstört es.

Ich wünsche mir mehr Respekt vor der Stille, vor dem Schweigen, vor der inneren Einkehr in dieser lärmenden Gesellschaft. Die lauten Menschen maßen sich an, richtig zu sein. Sie sehen es als ihre Stärke, dass sie so *kommunikativ* sind, einfach in der Lage, Gespräche zu führen, etwas zu sagen haben. Dabei haben sie oft gar nichts zu sagen, sie reden einfach nur und reden und reden, meistens immer dasselbe.

Die lauten Menschen merken es gar nicht, wie sehr sie die stillen und leisen stören mit ihrem Geplapper und Gelärme und Getöse. Im Gegenteil: Sie denken, sie hätten etwas Gutes getan, dass sie dieses bedrückende Schweigen, diese verstörende Stille aufgelöst, unterbrochen, verjagt haben.

„Du bist aber auch empfindlich", heißt es dann, wenn man sich über zu viel Lautstärke oder Störgeräusche beschwert.

Ja, ich bin empfindlich – und empfindsam. Ich mag Ruhe und bin gern still. Und ich mag es zu schweigen – gern auch in Gesellschaft.
Ich weiß: Damit passe ich nicht überall hin, kaum irgendwo hin. Jedenfalls nicht in die vermeintlich normale Welt, in diese lärmende Gesellschaft. Und warum sollte ich mich auch länger darum bemühen, diese sich in ihrem Lautsein wohlfühlende Mehrheit von meinem Leisesein zu überzeugen? Sie hören es nicht, wollen es nicht hören und haben kein Interesse daran, sich einmal nur für, sagen wir, zehn Atemzüge in diese Stille hineinzubegeben, hineinzufühlen, sie wirken zu lassen ... Sie verpassen was – aber das wissen sie ja nicht.

Aber wissen sollten sie: Dieses Stillsein der Wenigen muss nicht korrigiert und ge-laut-et werden – von keinen Eltern, keinen Freunden, keinen Kollegen. Und schon gar nicht von den stillen Menschen selbst. Denn die können was ganz Besonderes: ein bisschen Stille in diese laute Welt bringen – auch wenn es niemand merkt.

Vergleiche

Wir vergleichen, verorten und bewerten uns über Leistung, Verdienst, Vermögen, Karriere, Kleidung, Karosse. Wann fangen wir mal damit an, uns über die Zahl unserer Ehrenämter und guten Taten, über unser soziales, ökologisches und künstlerisches oder lehrendes Engagement, über unser Maß an Freundlichkeit und Hilfsbereitschaft zu vergleichen? Darüber, wie wir anderen Menschen Gutes tun und Freude bringen? Darüber, wie viele Bäume und Sträucher wir schon gepflanzt haben? Oder darüber, welche Kunst wir betrachtet, welches Theaterstück gesehen, welchen schönen Text geschrieben, welches Gedicht gelernt, welches Lied einstudiert haben?
Geist, Kunst und Wissen gelten uns nicht viel. Auf der Waage des Haben-und-Könnens fallen sie kaum ins Gewicht.

Doppel-Ich

War es jetzt soweit? Wurde sie verrückt? Da waren auf einmal zwei Ichs. Das Außen-Ich und das Innen-Ich. War das gut, das mal auseinanderzuklamüsern, damit sie sich endlich mal wieder mit sich und in sich selbst zurechtfand? Oder war das doch eher bedenklich, weil da was auseinanderdriftete? Verrückt, ent-rückt ...

Das Außen-Ich hatte sie kurzzeitig glauben lassen, jetzt sei bald wieder alles in Ordnung. Also dass das Depressive jetzt wieder verschwand, endlich. Denn das Außen-Ich war wieder heller geworden, konnte wieder fröhlich sein und scherzen. Im Miteinander heiter sein und kurzzeitig sogar Freude empfinden – das war ja gar nicht so einfach, dieses Freude-Empfinden: Freude wissen, sie rational erfassen, ja, das konnte sie, aber sie wirklich empfinden ... das war ihr schon länger nicht mehr gelungen. Sie freute sich so, dass der Humor wieder da war, immer noch da war – denn der gehörte doch zu ihr. Und sie freute sich, dass da auch wieder Worte waren, Worte, die geschrieben werden wollten, die raus mussten aus ihrem Kopf, ihrem Herzen, ihrem Bauch. Und sie freute sich jedes Mal, wenn sie neuerdings im Gesangsunterricht war, diese Stunde brachte so viel Helligkeit und Leichtsein und innere Erfüllung. Und sie freute sich, da sie dies schrieb und auf den Balkon blickte, dass der Borretsch, der sich im Laufe des Sommers selbst ausgesät hatte, nun, im Oktober, blühte und sich immer mal wieder eine Hummel einfand, um taumelnd von Blüte zu Blüte zu brummen, und manchmal auch ein Spatz vorbeischaute, um die Samen herauszupicken. Das alles war sogar mehr als Freude, es waren Glücksmomente. Und war das nicht genug, erst einmal? Dafür, dass es jetzt schon so viele Monate ohne wirklich empfundene Freude, mit so viel Schwere und Trübsinn und Sich-in-sich-selbst-Verirren gewesen waren? Auch wenn diese Freudemomente nur so kurz waren und sie nicht davon zehren konnte, waren sie doch da, sie waren doch da! Es gab sie – wieder.

Es gab aber eben auch ihr Innen-Ich. Dieses immer noch schwermütige, zagende, orientierungslose, selbstzweifelnde und an sich selbst verzweifelnde, gegen sich selbst ankämpfende und sich selbst negierende Innen-Ich. Diesen düsteren Dämon. Der war so dominant, immer präsent, hatte immer ein Aber parat, wenn sie mal dachte oder fühlte, es ginge ihr gut, besser, leichter; wenn sie mal das Gefühl hatte, es tue sich eine neue Perspektive auf, eine Möglichkeit, ein Sinn. *Ja, aber wie soll das denn gehen, das*

kannst du doch gar nicht … So sprach er in ihr – der Vater-Dämon. Der redete ihr in Wirklichkeit ja schon seit Jahren nicht mehr in ihr Leben rein, das hatte sie irgendwann unterbrochen; aber als innere negative Kraft, als Antipode war er immer noch da, sie war ihr eigener innerer Vater geworden, so sehr hatte sie alles verinnerlicht von damals. Diese Härte gegen sich selbst – die hatte schon des Vaters Mutter in sich, dann er, und mit dieser Härte, die einen ja zermürben musste, ging man gegen das eigene Kind vor. Als ob es Schuld an etwas trüge, wovon es nicht wusste, was es sein könnte.
Was fängt man an mit solch einem Erbe, mit solch einer Einpflanzung von Selbstzweifeln und dem Gefühl der Unzulänglichkeit? Mit diesem inneren Kampf, dieser Seelendüsternis und dieser Gemütstrübnis?
Ginge das einfach so: Dass man das äußere Ich ernst nimmt und ermuntert, sich größer zu machen, sich selbstbewusst auszubreiten? Es willkommen heißen und ihm ein Zimmer geben.

Aber waren das überhaupt Widersprüche, Gegensätze, Gegenpole? Waren das nicht vielmehr Gleichzeitigkeiten? Die so nicht nur möglich sind, sondern notwendig. Weil es nicht immer nur entweder das eine oder das andere gibt. Es gibt beides, alles …

gleichzeitig, abwechselnd, sich überlagernd, sich ergänzend, sich gegenseitig und miteinander bewegend, mal das eine im Windschatten des anderen, mal wieder das andere im Windschatten des einen. Und diese Gleichzeitigkeit oder das Immer-vorhanden-Sein beider Sphären lässt sich doch eigentlich gut aushalten und annehmen. Mit ihr könnte man sich doch anfreunden. Dann wäre man auch nicht immer gleich so perplex und irritiert, wenn das Helle und Frohe und Selbststarke sich mal nicht so deutlich zeigt – denn man wüsste: Es ist doch da!

Atmen

Also, das mit dem Atmen … ich habe es doch noch mal probiert. Nachdem ich in einem Buch eines von starken Depressionen gepeinigten Autors gelesen habe, wie sehr es ihm hilft, bei Anflügen von Panik wieder ruhig zu werden. Ich gerate nicht in Panik, aber mein Gehirn ist manchmal unermüdlich … immerzu Gedanken, ich spreche mit mir selbst, formuliere mein Denken zu Texten, ich befrage mich selbst, zergrübele mich, assoziiere, schweife ab, führe imaginäre Gespräche … Manchmal ist das wichtig, weil es mich sortiert, aber manchmal ist es mir lästig, es wühlt mich auf, macht mich nervös, erschöpft mich, und ich hätte oftmals gern einen Schalter, mit dem ich es für eine kleine Weile ausstellen kann.

Nichts denken – geht das überhaupt? Mir fallen nur wenige Tätigkeiten ein, bei denen es mir schon unmerklich gelungen ist, nicht zu denken. Meistens, wenn ich mich handwerklich beschäftige oder körperlich verausgabe. Zum Beispiel, wenn ich ein Holzstück zurechtsäge und mir überlegen muss, wie ich das dann am besten mache, wenn es mit dem nächsten Holzstück so und so verbunden werden soll und so weiter. Oder neulich: Da habe ich zum ersten Mal in meinem Leben Rasen gemäht. Eine Tätigkeit, die ich bislang immer für äußerst spießbürgerlich gehalten habe. Aber wenn man nun mal auf einer großen Rasenfläche einen Garten erschaffen und ihn nicht komplett umgraben möchte, bleibt eben auch Rasen. Und der wächst und würde verkrauten, wenn man ihn nicht mäht. Also haben wir einen Spindelmäher gekauft, das ist einer ohne Motor und Benzin, lärmt nicht, stinkt nicht, braucht kein Kabel. Was man aber braucht, ist Kraft. Und so schob ich dieses fröhlich orange leuchtende kleine Gerät, das leicht aussieht, aber recht schwergängig ist, gegen seinen inneren technischen Widerstand zunächst sehr angestrengt über den Rasen, bis ich es einfach mal mit Laufen versuchte. Es wurde ein Rasenmäherrennen – gegen mich selbst. Für mich selbst. Ich lief Bahnen geradeaus, legte mich dann in die Kurve, rannte kreuz und quer, wieder eine Kurve, im Kreis um den Apfelbaum, wieder geradeaus ... das ging in die Beine und in die Schultern, und ich kam so dermaßen aus der Puste, dass ich erst mal stoppen und verschnaufen musste, bis ich zur nächsten Rasenrennrunde ansetzen konnte. Zeit zum Denken blieb da nicht.

Ja, aber nun kann man nicht jeden Tag Rasen mähen und schon gar nicht in der Stadtwohnung. Stattdessen mache ich manchmal laut Musik an und tanze und singe dazu. Die Pop Hits meiner Jugend eignen sich am besten. Im Wohnzimmer Disko machen – das ist ein bisschen wie schnelles Radfahren: man lässt überschüssige, oftmals negative Energie raus und gewinnt gleichzeitig neue, frische Energie, fühlt sich wieder ein bisschen mehr ich.

Aber wenn man an diesem Tag schon Radfahren war und auch schon Disko zu Hause gemacht hat und es nun auch schon spät und dunkel war und man nicht noch mal vor die Tür gehen mochte, um sich gehend abzureagieren, zu beruhigen, wie also konnte man ruhig werden?

Und da saß ich also wieder mal, mit meinem inneren Aufruhr, weil der vorige Tag so intensiv gewesen war und das alles noch nachwirkte, und konnte mein Gehirn nicht zur Ruhe bringen. Es rotierte und plapperte und rannte und flatterte und hopste und – stopp! Jetzt reicht's!

Und ich habe es dann wie besagter Autor gemacht: mich auf den Fußboden gelegt, auf eine länglich gefaltete kuschelige Decke, lang hingestreckt, meine Handflächen auf meinen Bauch und den Solar plexus gelegt. Und dann habe ich versucht, mich auf das Atmen zu konzentrieren. Bis fünf gezählt beim Einatmen, bis sieben oder auch acht beim Ausatmen. Die Wärme der Hände gespürt, die Bewegung meines Bauches, das Auf und Ab, *langsam, mach langsam …* Kaum war ich beim ersten Ausatmen, schweiften die Gedanken schon wieder ab. *Zählen, du musst zählen und bei deinem Atmen bleiben.* Die Konzentration ist wie ein nervöser Hund, so kommt es mir vor. Ich habe sie an der kurzen Leine, aber dann werde ich nachlässig und sie wieselt mir davon und ruckzuck schweife ich schon wieder ab und fange an zu denken. Nein, hiergeblieben, sage ich der Konzentration und schaue mir innerlich beim Atmen zu, zähle beim Ein, halte kurz an, zähle beim Aus, na, bitte, es geht doch … Und ich weiß, gleich wird die Konzentration wieder irgendwo dahinten an der langen Leine sein, aber ich versuche, geduldig mit ihr zu sein und sie nicht zurückzubefehlen, sondern sanft zu mir zurückzuholen. Atmen, zählen, das passiert ja gleichzeitig, also eher *at-zäh-men-len*, ja, und zwischendurch denke ich an dies und das, aber nach einigen Minuten, die ich da so gelegen und geatmet und gezählt habe, merke ich: Ich bin ruhiger. Ich staune. Und freue mich. Es geht also. Jedenfalls für diesen Moment …

PS: Joggen hilft auch – enorm sogar! Vor allem, wenn man es sonst nie tut.

Aushalten

Was man alles auszuhalten vermag, weiß man erst, wenn man es aushalten muss. Aushalten, das ist: abwarten, erdulden, erleiden ... aber auch erhoffen und ersehnen.

Wir sind heutzutage kaum noch fähig, irgendetwas auszuhalten: Schweigen, Langeweile, Ereignislosigkeit, Warten, Ungewissheit. Alles muss immer sofort geschehen, nach dem Willen und Wollen jedes Individuums. Wie absurd. Und immerzu muss etwas geschehen, kein Pausieren, kein Sinnieren, kein Sich-Zeit-Lassen, keine Geduld. Eines folgt auf das andere, das nächste gleich aufs erste und am besten alles gleichzeitig und immer großartig und noch besser und noch besonderer! Was wir uns wünschen, muss sich direkt erfüllen. Die bestellte Ware muss morgen da sein, spätestens. Sind wir krank, sollen wir aber schleunigst wieder gesund werden (oder es einfach nicht erwähnen und weitermachen – heldenhaft!), und wir wollen die Heilung am liebsten per Knopfdruck oder der Alles-wird-heute-noch-wieder-gut-Spritze. Und warum ist immer noch keine Antwort da auf die vor fünf Minuten abgeschickte Mail, gleich mal nachfragen, was da los ist …

Etwas abwarten, auf etwas warten oder auch etwas *er*warten – das können wir nicht mehr. Jedes Warten-Müssen ist eine Zumutung. Kann man das denn wirklich nicht aushalten?

Denn was, wenn man tatsächlich einmal etwas aushalten muss, weil man es ganz einfach nicht beeinflussen und nicht forcieren kann? Auf unbestimmte, unabsehbare Zeit. Sich selbst aushalten nämlich. Weil man krank ist oder jedenfalls nicht mehr so funktioniert, wie es die Gesellschaft gernhätte und wie man es selbst für „normal" erachtet hat bislang. Wenn man also eine Zeit aushalten muss, in der man sich wieder und wieder selbst begegnet, quälend manchmal, schmerzlich, aufwühlend; eine Zeit, in der man sich manchmal am liebsten selbst überholen möchte, sich hinter sich lassen und von sich fort möchte, einfach schnell wieder *gesund* und *normal,* kompatibel und gesellschaftsfähig, damit es endlich weitergehen kann. Eine Zeit schließlich, in der man sich sich selbst aussetzt und auf diese Weise kennenlernt, auch wenn man meint, sich längst zu kennen. Aber nein, dieses Kennen ist anders. Das kommt von innen, ist ein *Er*kennen. Nicht auf Bestellung, nicht

auf einen Klick, auch nicht von heute auf morgen, sondern langwierig, mit vielen Irrwegen und großer Orientierungslosigkeit. Da ist viel Leiden – Leiden an Vergangenem und an sich selbst.
Das muss man erst mal aushalten.

Paradox

Heute strotze ich mal wieder nur so vor Unentschlossenheit.

Das Kind

„Ihr hattet eine glückliche Kindheit." So sagte es die Mutter. Das Kind wollte es gern glauben, hatte es doch heute, mit über 40 Jahren, kein Gefühl mehr für diese Kindheit, verspürte sie nur als *gewesen* – aber *wie* war sie gewesen, diese Kindheit?
„Glücklich" also, weil das Kind und sein Bruder gern in den Kindergarten und zur Schule gingen; weil sie beide immer beste Leistungen erbrachten; weil sie erlebnisreiche Ferien bei den Großeltern hatten und jeden Sommer an die Ostsee fuhren? Reichte das für eine „glückliche Kindheit"?

In seiner Erinnerung, dieser subjektiven Vergangenheit, war das Kind nicht glücklich. Es war ...
... dieses Kind, das von der 1. Klasse an doch so gut in der Schule war, so gewissenhaft. Zeigte stolz das Heft mit den Schreibübungen, den Ziffern, die schon ganz gut gelangen. Aber da, bei der 2 der untere Strich, fand der Vater, der ging doch noch besser, das war noch nicht richtig. *Das machste noch mal.*
... dieses Kind, das kein Obst aß, nicht essen konnte, es war ihm einfach zuwider, brachte es zum Würgen, allein schon der Geruch und diese Farben. Trotzdem

sollte es mit Heidelbeeren pflücken und Kirschen entsteinen und beim Marmeladekochen helfen. Diese blöde Obstsaftfarbe an den Fingern, dieser widerliche Geruch. Und dann sollte es dieses Obst, *so gesund, so wichtig!*, eben eingeflößt bekommen, es wurde ihm eingezwängt, gegen seinen Widerstand, trotz seines erschütternden Weinens. Immer schon diese Befürchtung, ob es denn nach dem heutigen Mittagessen auch wieder sein würde, oder diesmal nicht, wurde das Kind heute mal verschont?

... dieses Kind, das auch keinen Tee trinken mochte, sondern am liebsten immer nur „Muckefuck". Es sollte nun aber Tee trinken. Auch der wurde ihm eingezwängt, noch einen Schluck und noch einen, dass es sich schon darin übte, die Schlucke besonders laut klingen zu lassen, damit sie sich groß anhörten. Dass die Tasse davon nicht leerer wurde ... Und wie sich der Vater mit dem Sohn der Untermieter, der noch dazu jünger als das Kind war, verschwörerisch verbündete und die stärkende Kraft des Tees pries und wie sie es dabei auslachten.

... dieses Kind, das von früh an an den Nägeln kaute, sich förmlich darin verbiss, nicht anders konnte. Und dem man eines Tages, immer zur Nacht, wie einen Knebel zugebundene Handschuhe überzog, damit es endlich damit aufhörte. Es hörte aber nicht damit auf.

… dieses Kind, das allen möglichen Krempel und Kram in den Schrank und das geräumige offene Schreibtischfach warf, was natürlich große Unordnung schuf, aber es waren ja seine Sachen, es fand sich darin schon zurecht. Aber da kam eines Tages der Vater, machte die Schranktüren auf und wischte alles mit einer einzigen schaufelnden Armbewegung hinaus. Und fing an auszusortieren. „Das – brauchst du nicht mehr." „Das – kann weg." „Was willst du denn damit?" – „Aber …", versuchte das Kind, wieder mal weinend, sich zu wehren. Es fühlte sich hilflos und gedemütigt, verzweifelt.
… dieses Kind, das Angst vor den Ostseewellen hatte und gerade mal am Meeressaum spielen mochte, aber wehe, das Wasser kam ihm zu nahe. Aber es sollte nun auch immer noch in dieses Wasser hinein, und dann lachten sie, weil das Kind sich so anstellte und *schon wieder* heulte, im nicht mal kinderknietiefen Wasser.

Gehört all das also auch zu einer „glücklichen Kindheit"? Und wo war die Mutter in diesen Situationen? Selbst zu schwach und wehrlos gegenüber diesem dominanten, autoritären Mann, dass sie ihrer Tochter nicht beistehen konnte und sie da herausholen? Nie war sie mit im Raum (oder schaute weg und schwieg), wenn dem Kind wieder Obst eingeflößt wurde, wenn zwangsaufgeräumt wurde, wenn eine gute Leistung wieder bemäkelt wurde. Warum lachte sie mit, wenn das Kind mit Angst im Ostseewasser stand, erlöste es nicht, wenn es mal wieder etwas tun sollte, was ihm aus tiefstem Inneren widerstrebte? Warum ließ sie das Kind in diesen Momenten allein, dieses sensible, empfindsame Kind allein mit dem harten, strengen, unerbittlichen Vater, der sich wieder und wieder an diesem Kind abarbeitete?

***

Ach, nun hab dich doch nicht so. So was gehört dazu, Eltern sind halt manchmal streng und wissen es nicht besser, sind auch bloß ein Kind ihrer Zeit und wollen doch nur das Beste, und da muss man eben durch, es ist eine Schule fürs Leben und du hattest doch auch so viel Schönes, es war doch nicht alles schlimm und schlecht in deiner Kindheit …

Sicherlich gab es auch viel Schönes, aber diese Szenen haben es überlagert, haben sich stärker eingeprägt. Und dies alles war schlimm. Es hat mich verletzt. Mich gedemütigt. Mich unsicher gemacht. Mir die Gewissheit genommen, bedingungslos geliebt zu werden. Es gab eben immer Bedingungen.

***

Diese Kindheit, wie objektiv glücklich oder subjektiv unglücklich auch immer, endete im Alter von zehn Jahren. Da ließen sich die Eltern scheiden. Mit viel Streit, Geschimpfe, gegenseitigen Beleidigungen, Verhöhnen.
Das Kind zog mit der Mutter fort, der Bruder blieb beim Vater.
Und für die Mutter wurde das Kind nun zum Ebenbild des Vaters, eine Projektionsfläche aller schlechten, verhassten Eigenschaften und Eigenarten des Mannes, aus dessen bedrängender Dominanz sie sich gerade befreit hatte. „Du bist ja wie dein Vater!“, warf sie dem Kind dann manchmal vor, wenn sich eine dieser Eigenarten in bestimmten Situationen zeigte. Sagte es mit einem Ton, der verächtlich klang, der das Kind verlachte und verachtete.

Und das Kind – war und blieb also falsch.

Wut

Wut.
Wut, Wut, Wut! Was für ein Gefühl! Wann war sie jemals wütend gewesen, ohne sich gleich wieder selbst in die Schranken des Gehörigen zu weisen? Wütend sein, wie ging das? Sie hatte es nie zugelassen. Weil sie nicht durfte. Nicht sollte. Sich nicht traute. Dachte, es wäre nicht richtig. Wütend sein. Jetzt, über zwei Jahrzehnte später, endlich mal wütend sein. In dieser Therapiestunde heute war dafür endlich ein Ventil gelöst worden. Neben all den Tränen und der Verzweiflung über sich selbst, immer nur diesem Kampf mit und gegen sich selbst, war da endlich ein anderes Gefühl: Wut. „Ja, Sie dürfen Ihre Wut zulassen." Die Therapeutin sagte diesen Satz so sanft und doch bestimmt. Eine Ermunterung, genau zum richtigen Zeitpunkt. Denn gerade war sie wieder in ein Loch gesackt, hatte sich vor kurzem noch für einige Wochen endlich wieder gut gefühlt, wieder ein bisschen mehr sie selbst, da war wieder ein Ich gewesen, das sie mochte. Und jetzt, auf einmal wieder alles voller Verzweiflung und Traurigkeit und ... ja, Wut.

Sie sah ihren Vater vor sich, diesen harten Vater. Fordernd, quälend, drängend, ein einziger Druck, dieser Vater. Und seine neue Frau, die erst so viel Wärme und Hier-Geborgensein ausgestrahlt hatte, weshalb sie mit 14 überhaupt zu ihrem Vater zurückgegangen war; und dann war das alles wie eine leere Versprechung gewesen. Wie ein süßer Lockstoff in einer fiesen Falle. Nie war sie richtig, sollte sich ändern, anders sein, anders werden, immer einen klaren Plan vor Augen haben, sich erklären, immer rational und argumentativ. Gefühle? Galten nicht. Aufbegehren und Trotz schon gar nicht. Wieder falsch. Immer nur sachlich, vernünftig, planvoll. Und ja keinen Fehler machen. Jedenfalls, was sie für einen Fehler hielten. Sie waren ja unfehlbar – und der Maßstab aller Dinge. Grau gab es nicht, nur Schwarz oder Weiß. Entweder ganz oder gar nicht. Und sie hatten die Entscheidungsgewalt, die Deutungshoheit. Da durfte es kein Wanken geben, kein Zaudern, kein Trägesein, keine Faulheit. Wie sie war, sollte sie nicht sein. Das war ja ein Stück ihrer Mutter auch, von der sie gerade weggegangen war. Da brachte sie doch Verbesserungsbedürftiges mit, das musste alles weg, alles anders werden, alles besser. Und sie machten das jetzt mal. Sie verbessern. Als ob sie ein lächerlich missratenes Werkstück wäre, an dem es noch gewaltig zu raspeln und meißeln und feilen gab. An ihr war immer alles falsch. Nicht genügend, nicht ausreichend, nicht richtig. Aber was genau war richtig? Das hatte ihr nie jemand gesagt. Nur, dass sie eben falsch war. Und sich ändern sollte. Aber wie, wohin, und warum? Immer nur verbiegen, stauchen, brechen. Und sie suchte immer noch und immer wieder den Fehler bei sich selbst, wie sie wohl sein müsste, um endlich richtig zu sein. „Ich bin ich!", hatte sie einmal hinausgeschrien, weinend, verzweifelt. Nicht mal das wurde ihr gewährt, sofort gab es eine Zurechtweisung, was ihr einfiele, so mit ihnen zu reden. Die Wut immer nur in ihr drinnen. Über Jahre drinnen. Angestaut, aufgestaut, wie in einem Vulkan. Giftige Gase, brodelnde Masse, alles noch drinnen. Ein Ausbruch undenkbar, immer nur innere Konvulsionen, und dünne Lavaströme aus Tränen, Tränen, Tränen. Erst jetzt, mit diesem Gefühl der Wut, mit dieser Wut, die wirklich rausdurfte, da brach der Vulkan auf. Noch keine Eruption, aber Unmengen an Asche wurden hinausgeschleudert – diese viele Asche aus Jahren des inneren Kampfes.

Therapie III

Ich soll anfangen, einfach anfangen. Bis ich das verinnerlicht habe und mich damit nicht mehr so schwertue, vergehen viele Sitzungen. Anfangen, das ist ja gar nicht so einfach, wenn man einen Gedanken- und Gefühlsstau aus einer ganzen Woche in sich trägt. Wo anfangen? Was ist am wichtigsten, am drängendsten, am dringendsten? Manchmal hat man auch gar nichts zu erzählen – denkt man jedenfalls.

Es gibt keinen Fragenkatalog, keine Chronologie, an der wir uns entlanghangeln, keinen erkennbaren Gesprächsplan. Am Anfang hatte meine Therapeutin natürlich Fragen. Um mich kennenzulernen, Skizzen meines Lebens anzuschauen, zu erfahren, warum ich sie aufgesucht habe. Diese Fragen nach dem Was, Wann, Wer, Warum, Wie usw. waren erwartbar, und sie waren ein erstes Kletterseil für mich auf dem holprigen Einstieg in den ungewissen Therapiepfad. Eine Anleitung, wohin der nächste Schritt zu setzen ist, wo es weitergeht. Das Ganze ist unbekanntes Terrain für mich, ich kenne weder den Weg noch das Ziel.

Irgendwann aber wurden die Fragen weniger. Ich glaube nicht, dass die Therapeutin keine mehr hätte, es ist wohl vielmehr so, dass ich nun mehr und mehr selbst den nächsten Schritt setzen soll, probieren, welche Route ich mir zutraue. Und sehr viel später verstehe ich, dass es besser ist, nicht zu viel gefragt zu werden. Denn die Therapeutin bewirkt ohne viel, viel mehr. Mit diesem scheinbaren Nur-dabei-Sitzen und ihrem unbedingten Zuhören. Irgendetwas passiert dabei, irgendwie. Ich werde nicht geformt, nicht gedrängt – mir wird ermöglicht, meine Form zu finden.

Manchmal noch reicht mir die Therapeutin die metaphorische Hand, vielleicht weil ich dann so unruhig blickend und sichtlich innerlich aufgewühlt nur so dasitze, aber nichts sage, weil ich mich erst mal sammeln muss. Dann löst sie also mein Suchen nach dem Anfang für mich und fragt so simpel wie einladend: „Wie geht es Ihnen?“ Und auch diese Frage ist, wie immer, nicht einfach zu beantworten. Da reicht nicht ein Wort, reicht nicht ein Satz. Also fange ich an zu erzählen. Ja, und das Seltsame dabei ist: Wenn man einmal angefangen hat, kann man gar nicht mehr aufhören.
Und so vergehen eben 50 Minuten.

Auch wenn ich bei manchen Sitzungen zwischendurch zur Kirchturmuhr blicke, die ich von meinem

Platz aus durchs Fenster sehen kann, um zu wissen, ob noch genug Zeit ist für den nächsten Gedanken oder das nächste aus der Zeit-Ferne herbeigeholte Erinnerungsstück – ums Aufhören muss ich mich nicht kümmern. „Das ist mein Job“, sagt die Therapeutin beruhigend lakonisch, beinahe vergnügt ob meiner Uhr-Guckerei. Und irgendwie schafft sie es immer, das Ende der Stunde behutsam kundzutun (meistens mit einem sachte beendenden Zuklappen des Heftes) oder mein Schweigen aufzunehmen und mich aus meinem inneren Gedankenstrom hervorzuholen.

Schade ist dieses Aufhören jedes Mal – ich mag es weniger als das Anfangen.

Erwartungen

Die einen denken, hoffen, erwarten oder wünschen mir, dass ich wieder so werde wie vor meiner Krise, meinem Zusammenbruch.
Die anderen denken, hoffen, erwarten oder wünschen mir, dass jetzt alles ganz anders wird, ich jemand völlig Neues.
Das alles ist sicherlich gut und ermunternd gemeint. Aber ich – was denke, hoffe, erwarte oder wünsche *ich* mir?

Zuerst war ich auch der Hoffnung und festen Absicht, dass alles wieder so werden muss und doch sicherlich wird wie vorher. *(Weil die anderen das doch erwarten und ich das eben kann, was ich vorher alles gemacht habe, und gut darin bin.)*
Dann kam die Phase, da ich dachte, nein: Du machst jetzt alles ganz anders. Völlige Abkehr vom Gewohnten, einfach was Neues probieren, ach was: wagen! *(Da werden die anderen aber gucken, denn das hätten sie nicht gedacht.)*

Die Erwartung der anderen ... gibt es die überhaupt? Oder ist die von mir nur imaginiert? Und wie viele andere sind da eigentlich, die etwas von mir erwarten? Wie vielen Erwartungen müsste ich denn da gerecht werden? Das wäre ja eine schier nicht zu bewältigende Aufgabe. Ich kann nicht jedem gefallen, auch wenn das meinem Harmoniebedürfnis entspräche. Aber in diesem Bemühen würde ich mich – wieder – selbst verlieren, meine eigene Harmonie. Aber es ist ein altes Muster, das sich tief in mir eingeprägt hat. Was wird von mir gefordert, wie kann ich es bestmöglich erfüllen oder sogar darüber hinaus? Wie soll und muss ich sein, damit andere mich mögen, damit ich gefalle, gelobt und akzeptiert werde? Immer die Antennen ausgerichtet auf die Befindlichkeiten und Stimmungen um mich herum, feinste Antennen, und dann das eigene Verhalten daran ausrichten. Das ist möglich, aber es kostet Kraft und am Ende zehrt es mein ganzes Selbst auf. Jetzt ist die Zeit, die Antennen einzufahren.

Also, wie weiter mit mir – alles wie vorher oder alles neu? Ich glaube, ich puzzele mich gerade anders zusammen. Nicht ganz wie das gewohnte alte Motiv. Aber auch nicht komplett auf den Kopf gestellt oder spiegelverkehrt, seitenverkehrt, umgedreht.
Ich will kein neues Ich erschaffen, mich nicht neu erfinden. Ich möchte mich neu finden, das schon. Mich überhaupt erst einmal finden. Und dabei eini-

ge der Möglichkeiten, die ich in mir habe, überhaupt wahrnehmen, manche erstmals entdecken, manche wiederentdecken oder erstmals für voll nehmen, und sie dann zur Entfaltung bringen.

Dennoch: frei davon, mich an anderen zu orientieren, aus anderen Bestätigung zu erfahren, bin ich nicht. (Das stelle ich fest, ganz ohne Bewertung. Auch dies ein Fortschritt für mich: Es ist nicht unbedingt gut oder schlecht, sondern, wie die Therapeutin es mir manchmal ganz lapidar und heiter-gelassen mitgab: „Dann ist das eben so.“). Dieses Sich-in-anderen-gespiegelt-Finden hat mittlerweile eine andere Klangfarbe. Immer wieder stelle ich fest, wie es mich zugleich bestärkt und beruhigt, in der Literatur, in Radiogesprächen, Filmen, Zeitschriften-Interviews zu entdecken und zu erkennen, dass andere Menschen so sind wie ich – ich so bin wie sie. Dass sie ähnliche Erfahrungen und Bedürfnisse haben, dass sie genau solche Phasen und Erlebnisse hatten, wie ich sie gerade habe, dass sie so *ticken* wie ich. Dass ich nicht allein mit meinem Sosein bin. Es ist gut zu wissen, dass da eine vielgestaltige Entsprechung ist, Spiegelbilder, Ebenbilder – weil es mir zeigt: So, wie ich bin, ist es eben nicht falsch oder defizitär und korrekturbedürftig, nein: Es ist richtig, es ist gut, und es ist möglich.

Systemfragen

Zeit – lasst mir doch bitte einfach nur Zeit! Ich brauche kein Herumdoktern und Experimentieren, um herauszufinden, was mir denn jetzt wohl noch helfen könnte. *Stationär, teilstationär, Reha, weitere Behandlungsmöglichkeiten …* Stopp! Ich brauche einfach nur Ruhe. Zeit und Geduld. Mein Tempo. Meine Souveränität im Gesundwerden. Und dies zu akzeptieren und mir zu gewähren, das wünsche ich mir auch vom *System*. Dem System der Krankenkassen. Dass nach ein paar Monaten Arbeitsunfähigkeit irgendwann die Einladung zum Medizinischen Dienst kommen würde, war klar. Dennoch ist man irritiert, fühlt sich irgendwie unmündig und verdächtigt. Das Absolvieren dieser Begutachtung ist mir in relativ unguter Erinnerung. Der Mann kann ja nichts dafür, dass er ständig fremde Menschen in Nullkommanichts hinsichtlich ihres Gesundheitszustandes beurteilen muss. Aber ein bisschen zugewandter und einfühlsamer hätte er schon sein können.

Mittlerweile aber – ja, ich bin tatsächlich schon über ein Jahr in der finanziellen Obhut meiner Krankenkasse (Danke, dass Sie mich nun doch so lange aushalten!) – gab es wiederholte Anfragen: an mich persönlich, an meine Ärztin, an meine Therapeutin. Da schwingt aus meiner Sicht nicht unbedingt Fürsorge mit, es geht ums Monetäre. Bei mir kommt an: Es soll sich doch langsam mal, bitte sehr, die nächste zuständige Instanz um mich kümmern. Ich möchte erwähnen, dass ich für die Erfindung des Krankengeldes durchaus dankbar bin, weil es mir, statt mich finanziellen Sorgen und Existenzängsten ausgeliefert zu sehen, ermöglicht, erst einmal gesund zu werden. Das Ansinnen hinter diesem Mechanismus ist sehr sozial.

Aus rein bürokratischer Perspektive kann ich die Vorgehensweise der Krankenkassen durchaus nachvollziehen. Es geht schließlich um Geld der Solidargemeinschaft, und die soll nicht zu lange belastet werden. Außerdem machen die Menschen dort ja auch nur ihre Arbeit, die eben offenbar darin besteht, nach formell-statistischen Vorgaben und Algorithmen die Kartei durchzuarbeiten (sofern dies nicht ohnehin schon KI-gesteuert geschieht), um zu überprüfen, ob Patientin X denn nun tatsächlich noch krank ist, und was getan werden kann, damit sie schnellstmöglich wieder gesund wird und dem Arbeitsmarkt wieder zur Verfügung steht. Jeder ist doch ein Rädchen im System, und wenn ein Rädchen ausfällt oder etwas eiert, muss man halt schauen, dass man es repariert bekommt, damit alles wieder läuft wie geschmiert.

Aber: *Wie* lange ist man eigentlich *zu* lange krank/ nicht gesund/arbeitsunfähig? Gerade psychische Erkrankungen – und es geht in meinem Falle um die Diagnosen Burnout und Depression – sind so individuell und unschematisch, wie man es sich nur denken kann. Sicherlich gibt es Parallelen in Verlauf und Dauer, dennoch ist eine Depression nun mal kein gebrochenes Bein und kein grippaler Infekt, der nach Schema F verläuft und nach so und so vielen Wochen wieder geheilt ist. Dafür kann man einfach keinen festen Zeitrahmen zimmern – auch wenn das für die Bürokratie schwer zu handhaben ist (und nicht zuletzt auch für die Arbeitgeber, die offenbar Zustände von Schwäche und Krankheit als sachliche Störfaktoren betrachten, die es in Person der Betroffenen zu eliminieren gilt). Man kann gern davon ausgehen, dass jede:r Patient:in mit Burnout und Depression selbst am liebsten wieder so bald wie möglich gesund werden würde und aus diesem jämmerlichen Zustand, der sie selbst so sehr zermürbt, irritiert und erschöpft, heraus wäre. Aber wie man als von Depression betroffener Mensch eines Tages bestürzt feststellen muss, zumal wenn man eine solche Episode zum ersten Mal erfährt, kann man die diesbezügliche Gesundung nicht forcieren. Man kann sie nur abwarten und durch gewisse Handlungen oder vielmehr Nicht-Handlungen befördern – aber man kann sie nicht erzwingen. Wie lange das dauert? Ja, das wüsste man selbst gern als Erste! Aber ein Burnout hat leider keinen Terminplan, keine Zeitschiene, kein Raster.

Außer Acht gelassen wird bei solcherlei Anfragen und Begutachtungsbegehren außerdem, dass mich meine Ärztin und meine Therapeutin viel besser kennen und einschätzen können; weil sie mich über einen langen Zeitraum meiner Erkrankung und Gesundung begleiten, welche sich nicht linear aufsteigend entwickelt, sondern eben in Phasen verläuft – Phasen aus Aufs und Abs, die es auszuhalten und abzuwarten gilt, deren Amplituden aber mit der Zeit (!) tatsächlich merklich kleiner werden, es also durchaus einen Schimmer von Besserung gibt. Aber das geht *dem System* eben alles zu langsam.

Und deshalb gibt es Erwartungen an mich, das nicht mehr geschmeidig rotierende Rädchen. Es gibt Zeitdruck. Und damit einhergehend wiederum psychischen Druck. Genau dieses Vorgehen ist aus meiner Sicht, der einer Betroffenen also, bei einer psychischen Erkrankung nicht nur kontraproduktiv, sondern fahrlässig, unprofessionell und ja, auch demütigend. *Sind Sie immer noch nicht fertig mit Ihrem Burnout?* Dieses Gedrängeltwerden, dieses nervöse Mit-dem-Kugelschreiber-auf-Papiere-Tackern, dieses Wir-müssen-Sie-wieder-passend-Machen – muss das wirklich sein?

Optimismus

Optimismus liegt mir nicht. Ich habe es probiert. Ich kann üben und üben, optimistischer und heitermütiger zu sein, aber es gelingt mir nicht. Das ist, als würde ich mich bemühen, noch zu wachsen.
Langsam finde ich mich damit ab – und fühle mich in meinem zweifelnden, melancholischen Wesen schon etwas wohler. Es ist eben so. *Ich* bin eben so. Und umso mehr freue ich mich, wenn ich dann doch mal zuversichtlich und unbeschwert bin – auch wenn es mich jedes Mal ein wenig erschreckt.

Wege

Manchmal, wenn ich aus dem Haus trete, um spazieren zu gehen, weiß ich noch nicht, wohin, oder vielmehr, wo entlang. (Das könnte man auch sehr gut auf mein ganzes Leben übertragen: Nie hatte ich bisher ein Ziel oder gar eine Vision vor Augen, alles war Zufall, alles Fügung, alles ein Hat-sich-so-Ergeben. Ist es schlimm oder zumindest unnormal, so ein visions- und zielloses Leben zu leben?) Jedenfalls gehe ich dann einfach los und entscheide, unmerklich, an jeder Ecke, jeder Abzweigung, jeder Kreuzung neu. Ich gehe zwar, aber werde auf diese Weise auch gegangen. Dann kommt es zuweilen vor, dass ich einen Bekannten oder eine Freundin treffe – und ich freue mich so sehr über diese Zufallsbegegnung, weil es sie nicht gegeben hätte, hätte ich mich an einer Ecke, einer Abzweigung zuvor für eine andere Richtung entschieden. Andererseits frage ich mich dann manchmal auch, wen ich wohl getroffen hätte, wäre ich doch woanders langgegangen. Oder aber: Welche unangenehme Begegnung ist mir auf diese Weise erspart geblieben?

Beim Spazierengehen also kriege ich es hin – einfach erst mal losgehen, ohne Ziel, sich treiben lassen,

spontan entscheiden oder einer Eingebung, meinem Bauchgefühl folgen. Erst denken: *Ach, so sehr weit möchte ich heute gar nicht gehen*, und dann auf einmal spüren, dass ich doch noch möchte, und kann. Wenn man erst einmal in Bewegung ist, unterwegs, dann kommt man manchmal in einen Fluss des Gehens, einfach immer weiter, immer weiter. Ohne Absicht, einfach gehen. Und dabei schauen, neugierig sein, die Umwelt wahrnehmen, dabei für sich etwas denken oder auch nicht, oder eben sich ohnehin schon in den eigenen Gedanken befinden, beim Gehen ...
Ob ich diese Art des Gehens, des einfach Losgehens und Weitergehens nicht auch für mein neues berufliches Leben hinbekommen könnte? Jetzt, da ich schon ewig an dieser Startlinie stehe und zage und zaudere und zögere und einfach nicht den ersten Schritt tue? Einfach erst mal losgehen? Weil ich mir doch sicher sein kann, dass es auf diesem Weg – mit all seinen Kurven, Abzweigen, Kreuzungen, Anstiegen und Abstiegen – ganz gewiss Begegnungen und Inspirationen geben wird, die mich erfreuen, ermuntern, erfüllen.

Das Ziel beim ziellosen Spazierengehen ist letztlich mein Zuhause. Jeder Ausflug führt mich wieder zurück zu mir nach Hause. Das ist tröstlich.

Kann und muss es bei meiner beruflichen Neufindung nicht eigentlich auch so sein: Dass ich am Ende jedes unbekannten gegangenen Weges immer wieder bei mir selbst ankomme? Das wäre doch schön.

Der innere Kritiker

Aber das wird doch nichts.
Aber das geht doch nicht.
Das wird aber sehr schwierig.
Aber so was kannst Du doch gar nicht.
Aber damit verdient man doch nichts.
Da müsste man aber erst mal prüfen, ob ...
Da kann man doch aber nicht so einfach ...
Davon kann man doch aber nicht leben.
Aber dafür bräuchtest Du doch ...
Aber das hat ja bislang noch niemand so gemacht.
Aber da haben ja schon andere die Idee gehabt.
Das ist doch aber höchstens was für Nischenzielgruppen.
Aber dafür gibt doch keiner Geld aus.
Aber so was ist doch gar nicht üblich.
Aber wer hat denn was davon?

***

Klappe, du alter Miesepeter! Du immer mit deinem Aber, Aber, Aber! Ich kann und will, und das wird schon, und wenn nicht, dann eben anders ... und ich muss es einfach auf meine Weise tun. Das hättest du schon längst selber mal erkennen können, statt mir immer vorzuhalten, was ich alles nicht kann! Hättest mal erkennen können, was für Gaben und Talente in mir sind, und mich frühzeitig darin ermutigen und mir mehr Vertrauen einpflanzen statt immerzu Zweifel und das Gefühl des Nichtgenügens. Also, verzieh dich und spiel mit deinem ABER!

Rücken

Jetzt also auch noch der Rücken. Dieser Schmerz, der mich nicht mehr richtig gehen und auch nicht länger stehen lässt. Mal dumpf und sich zusammenziehend, mal wie ein scharfer Stromschlag, ein sich rasch nach oben windender Impuls, der buchstäblich durchs Mark geht. LWS und ISG, das waren mir ja längst keine fremden Kürzel mehr, MT und KG habe ich schon durch, aber so richtig helfen tat das alles nicht. Was ist da nur los? Erst die Psyche, jetzt der Rücken. Kaum habe ich mich mit dem einen endlich arrangiert, habe meinen seltsamen seelischen Zustand akzeptiert, um mir letztlich bei der Genesung, die ihr ganz eigenes Tempo hat, zuzuschauen, und nach langen Monaten endlich mal wieder so etwas wie innere Stabilität und guten Mut gespürt – ja, da hatte sich mein Körper etwas Neues überlegt, wie um mir zu signalisieren: Du bist noch längst nicht fertig, jetzt bleib mal schön aufmerksam und überschlag dich nicht schon wieder, immer schön einen Schritt nach dem anderen. Und quält mich und hindert mich. „Ja, das hängt eben alles miteinander zusammen", hat die Ärztin gesagt und dabei eine sonderbar beschwichtigende Ruhe ausgestrahlt. Als ob sie es schon geahnt hätte, dass ich das jetzt auch noch bekommen würde und es nur eine Frage der Zeit gewesen wäre. Und jetzt traf ihre heimliche Prognose ein. Und ich – sollte mal wieder aushalten, abwarten, Geduld haben, und mich natürlich bewegen. Nur ist genau das das Problem: Ich will mich ja bewegen, will wieder meine schönen langen Spaziergänge machen, die manchmal sehr eilig aussehen, aber genau dieses beschleunigte Gehen macht ja die Freude daran aus. Da kommen die Gedanken in Schwung, wird man energieraubenden Gehirnballast los, kommt nicht nur Licht in den Kopf, sondern auch Schwung. Wie ich dieses schnelle Gehen mag! Und jetzt: ein Humpeln und Hinken und kaum Vorankommen. Das macht einfach keinen Spaß. Und tut weh. Und schon bleibe ich lieber zu Hause, werde faul und bewegungsunlustig und mache damit nichts besser. Weder den Rücken noch die Psyche. Und die beiden machen wohl tatsächlich gemeinsame Sache: Haben sich jeder für sich (oder auf Verabredung?) so ganz subtil eingeschlichen, irritieren und hindern mich in meinem gewohnten Tages- und Lebensablauf, nehmen meine volle Aufmerksamkeit in Anspruch und wollen meine ganze Zuwendung. Wollen, dass ich mich um sie kümmere, sie annehme und pflege und sie nicht ignoriere oder versuche, sie wegzumedikamentieren, damit so schnell wie möglich alles wieder in Ordnung sei. Ich muss schon sagen: Ganz schön clever ... denn wie ich das so schreibe, könnte ich doch zu dem Schluss kommen, dass beide das Sinnbild für mein Ich sind.

An den Vater (Kafka reloaded)

Schon bevor dieses Unterfangen begonnen werden kann, scheitere ich daran. (Du wirst es wohl abermals als Zeichen meiner Unreife und Unentschlossenheit werten, als eben nicht zu Ende gedacht, bevor es angefangen wurde. Als verbesserungswürdig, wozu Du nun ganz sicher gleich einen Vorschlag hättest, wie man es denn besser oder vielmehr richtig macht.). Denn wie soll ich Dich anreden? Als Kind, als Jugendliche und auch einige Jahre danach noch sagte ich „Papa" zu Dir. Dann kam der Bruch und das Wort Papa schien mir befremdlich, zu eng, zu vertraut. Wenn ich *über* Dich rede, dann bist Du „mein Vater" oder, unter uns Geschwistern, Dein Vorname. Dies alles ist mir sehr eigenartig, aber „Papa", nein, das geht nicht mehr. Zu fremd sind wir uns geworden, oder eher zu fern. Denn fremd sind wir uns eigentlich nicht, dafür haben wir einfach zu vieles gemeinsam, bin ich eben doch die Vater-Tochter. Nicht nur Schlechtes und Lastendes hast Du mir mitgegeben, bei Weitem nicht, da ist auch viel Positives. Aber wer weiß schon, ob das Dein Verdienst ist oder ob ich das Gute und Anerkennenswerte, das Liebenswerte und meine Begabungen, das

und die ich in mir habe und finde, nicht ohnehin in mir hätte oder wie viel Anteil daran doch meine Mutter hat. Das ist müßig zu ergründen. Aber *dass* ich vieles von Dir habe, steht wohl fest.
Hast Du Dir das so gewünscht, war das vielleicht all die Jahre Dein Ziel: Dich in mir festzuschreiben, einzugraben, einzuprägen? Prägen, meißeln, graben, schmieden ... solch harte Worte sind es, die mir einfallen, wenn es um Deinen erzieherischen Einfluss geht, Dein formendes Wirken an mir. Oder, wie Kafka es in seinem „Brief an den Vater" formulierte, „die umbiegende Macht deines Wesens". Denn eine solche hattest Du (oder hast sie noch immer). Ich fühlte mich gestaucht, gebogen, verformt, gedrückt, niedergedrückt ... Vielleicht aber hast Du Dich auch so dermaßen an mir abgearbeitet, weil Du eben *nicht* wolltest, dass ich wie Du werde mit all Deinem eigenen Ungenügen gegenüber Deinen Eltern, Deinem verhärteten Wesen, das doch auch so viel Empfindsamkeit und stille Klugheit in sich birgt. Hast Du denn bei all Deinem Er*ziehen* (das vielmehr ein Er*drücken* war) immerzu Dich in mir gesehen – wie Du einst von Deinen Eltern, jedenfalls von Deiner Mutter, erniedrigt, gedemütigt, verlacht worden bist? Hast Du an mir Deine Rache verübt, musste ich als Stellvertreterin herhalten für ihre Missetaten an Dir? Oder hast Du Dich, Dich in

mir sehend, gar selbst immer weiter zurechtformen wollen, weil es doch auch bei Dir nie gereicht hat, Du nie richtig warst und immer nur Härte erfahren hast? Welche Schuld Du mir damit aufgebürdet hast! Natürlich wüsstest Du Dich an dieser Stelle ausschweifend und langatmig dozierend zu verteidigen, meine zu kurz gedachte Anschuldigung (*Hat Dir das Deine Psychologin eingeredet?*) zu widerlegen und mir wiederum mein Falsch-Liegen, meine Unfähigkeit, die Dinge treffend zu analysieren, vor Augen zu führen. Aber das will ich nicht hören, auch wenn ich mir diese Dinge heute vielleicht mit etwas mehr Gelassenheit und innerlich-spottender Erhabenheit anhören könnte. Aber es wäre ermüdend. Du wärest wahrscheinlich noch immer derselbe – überlegen, erhaben, weltweise, abgeklärt.

Erschreckend: Diese Überheblichkeit und Absolutheit der eigenen Ansichten und Einsichten merke ich manchmal auch an mir. (Aber mir fehlt glücklicherweise das Dozieren, dieses schier endlose Monologisieren, mit dem Du einen in Grund und Boden redetest und mir damit jegliches Denken und Gedankenformen überhaupt gar nicht erst ermöglichtest, um mir daraus folgend vorzuhalten, ich wüsste ja nun nichts dazu zu sagen, und das zeige ja, dass ...) Ich verzweifle zwar genau wie Du

an der Menschheit, an der Ignoranz und Blindheit der Vielen. Aber Du warst auch noch arrogant genug, Bekannten und Freunden ihre vermeintliche eigene Blödheit vorzuhalten, sie wörtlich damit zu konfrontieren und sie im gleichen Atemzuge wie ein dummes Kind bloßzustellen und zu verlachen. So was konntest Du, denn *Du* hattest immer Recht, hattest die weisesten Einsichten von allen. Dass daran Freundschaften zerbrachen, hast Du in Kauf genommen – denn was bedeuteten schon Freunde, wenn sie nicht Deiner Meinung waren, nicht in Deine Meinung einwilligten beziehungsweise sie als die richtige erkannten! Du hast Dich zum Maßstab gemacht – und niemand konnte ihm je gerecht werden. Was Dich niemals auch nur zaghaft an diesem Deinen Maßstab zweifeln ließ, nein, den anderen fehlte einfach Deine Weitsicht, Deine Einsicht, Dein Erkennen. Was für eine Anmaßung!
So jedenfalls bin *ich* nicht. Immerhin, *eine* Abgrenzung zu Dir und Deinem mir mitgegebenen charakterlichen Erbe.

Es ist schwer, mich gegen Dich und von Dir abzugrenzen. In zu vielem ähneln wir uns. Ich bin genauso empfindsam und empfindlich wie Du. Nur dass ich es auch zulasse. Das Weinen zum Beispiel – schon immer habe ich beim kleinsten Anlass geheult, das wolltest Du mir wohl austreiben, Deine hässliche Frage, „Warum heulste denn jetzt schon wieder?“, klingt mir noch immer im Ohr. Nicht mal das Weinen wolltest oder konntest Du mir lassen, mir zugestehen. Weil Du Dir selbst das Weinen nicht erlaubt hast und Du daran irgendetwas falsch fandest – als ob ich in dieser Welt nicht überleben würde, wenn ich so viel weine. Ich erlaube es mir heute umso mehr, nicht nur weil es zu mir gehört, sondern weil ich es einfach brauche. So wie ich das In-der-Natur-Sein und auch das Für-mich-Sein brauche – wieder so eine Gemeinsamkeit. Ich mag es, wie Du, in aller Stille und Alleinsamkeit vor mich hin zu friemeln, etwas zu basteln, zu improvisieren. Ich bin genauso geräuschempfindlich wie Du und werde unwirsch, wenn man mich stört, während ich gerade konzentriert an etwas arbeite. Mich nervt es auch oft, wenn das Radio läuft, während man sich gerade unterhält oder beim gemeinsamen Essen ist. Und noch mehr Gemeinsames: Ich habe das Gärtnern für mich entdeckt und auch das Werkeln mit Holz und allem Möglichen. Ich möchte auch gern lernen, wie man Wege pflastert und Mauern baut, wie man die Kreissäge bedient und wie man vieles andere selber macht und selber baut. (Das alles hätte ich von Dir lernen können, aber am Bruder habe ich vorgeführt bekommen, dass das kein Vergnügen ist, und aus eigener anderer Bau- und Werkstatterfahrung weiß ich ja, dass man in Deiner Anwesenheit nur alles falsch machen kann und sich *zu blöd anstellt*, und einem dann eben alles aus der Hand gerissen wird, damit man gezeigt bekommt, wie es richtig geht. Ungeduldig, herrisch, höhnisch.)

Aber was will ich mit all diesem Ähnlichen, diesem Gemeinsamen, diesem mir Mitgegebenen? Das alles führt mich nur immer und immer wieder zu Dir zurück. Wäre es nicht besser, ich könnte mich von Dir abgrenzen, abheben, entfernen? (Du würdest mich hier gleich mit dem Wort „flüchten" erschlagen, weil das Dein liebster Vorwurf an mich war: Ich scheue den Konflikt, igele mich ein und flüchte mich in mein Zimmer.) Mich von Dir entfernen also, mich lösen – weil ich doch die Nähe zu Dir nicht ertrage, weil sie immer ungleich ist, übermächtig, und wir nie auf Augenhöhe miteinander reden könnten, weil Du solche Augenhöhe gar nicht zulässt, nicht kannst, weil eben, möchte ich einmal behaupten, *Dir* dazu die nötige Reife fehlt, die Gelassenheit und die Bereitschaft, mich nicht länger als zu erziehendes Kind zu sehen, sondern als eigenen und eigenständigen Menschen. Es ist nicht so, dass ich Dich als Vertrauensperson gebraucht hätte – aber wäre es nicht schön gewesen, wenn wir wenigstens vertraut miteinander hätten reden können, uns vertraut miteinander benehmen? Stattdessen hast Du mir Misstrauen Dir gegenüber eingepflanzt, Skepsis, Wachsamkeit, Übervorsichtigkeit und ängstliches Lauern darauf, was wohl als Nächstes kommt. Im Nachhinein betrachtet, befanden wir uns in einem ständigen Fechtkampf – nur dass ich keine Waffe hatte und meine Bahn viel kürzer als Deine war und hinter mir eine Wand.

Wie kann das also gelingen, mich von Dir zu lösen, Dich als Dämon endlich loszulassen und so wenigstens meinen eigenen Frieden zu finden? Tja, letztlich bin ich auch da nicht anders als Du: Du hast mit Deiner Mutter gebrochen, hast den Kontakt gekappt. Und was habe ich gemacht? Habe den Kontakt zu Dir gekappt. Mir fehlt die Energie für die Auseinandersetzung mit Dir, für den Kampf um Deine uneingeschränkte Anerkennung, und ich bin vielleicht auch zu stolz, um sie einzufordern oder um ein leises Zugeständnis zu bitten. Nicht zuletzt würde ich dieser späten Anerkennung mittlerweile auch nicht mehr trauen, sie wäre wertlos.

Nicht einmal mit meinem Schreiben – das nur insofern zur Abgrenzung von Dir taugt, als ich anders schreibe als Du – konnte ich Deine uneingeschränkte Anerkennung gewinnen. Du kannst es auf unerklärliche Weise einfach nicht zulassen und zugeben, dass ich etwas gut gemacht habe. Immer findest du etwas zu kritisieren, wo etwas nicht ganz gelungen oder ausgereift oder zu Hochglanz poliert ist. Solche Stellen hast Du mir ja aufgezeigt bei meinem letzten Buch – unglaublich, ich habe erst beim zweiten Lesen Deiner Korrekturen der in meinen Texten eingestreuten Erinnerungen begriffen, was Du da schon wieder tust! *Deine* Erinnerung ist die richtige, wieder hattest Du das letzte Wort, wieder war ich ungenügend. Aber dazu kann ich inzwischen lächeln, muss ich auch, sonst würde ich ja wieder an mir verzweifeln. Für solche Verzweiflung und für die Kämpfe mit Dir oder gegen Dich habe ich keine Kraft – und Du magst es mir als Schwäche auslegen.

Die Kraft, die ich habe, werde ich nutzen, um endlich das zu tun, was Du und was Ihr versäumt habt, ja, nicht einmal in Ansätzen verstanden habt zu befördern: Ich werde tun, was mir entspricht und mich ausmacht; werde Dinge ausprobieren, die vielleicht erst einmal nicht meine Existenz sichern, aber die meinen Leidenschaften und Talenten entsprechen; ich werde meine Fähigkeiten und Stärken in meinem Sinne entfalten und eben meinen ganz ureigenen Neigungen und Bedürfnissen folgen. Ich werde mich selbst in diesem Tun bestärken und zu all diesem ermuntern und mich vor allem wertschätzen. Und ich werde all die von Dir in mich eingepflanzten Selbstzweifel nach und nach herauszupfen, bis es höchstens noch ein paar ganz wenige sind, deren Wachstum aber gestoppt ist. Und irgendwann möchte ich mir an Deiner statt sagen: *So, wie Du bist, bist Du ganz in Ordnung und ein liebenswerter Mensch.*

Innere Stärke

„Dann findest du irgendwann deine innere Stärke wieder." „Dann entdeckst du wieder die starke Nora in dir." Diese Sätze wollen mich aufbauen, mich trösten, mir Zuversicht geben. Weil das etwas ist, worauf man hinarbeiten kann, was man erreichen und dann vorzeigen kann. Und sich selbst am Ende dafür auf die Schulter klopfen. Schaut, wie stark ich bin, wie ich das alles wieder hingekriegt und geschafft habe, wie ich mich selbst an den Haaren aus dem Sumpf ziehen kann – dank meiner inneren Stärke.

Stark sein – muss man das?

Ja, ich weiß: Ich *kann* innerlich stark sein, mich zur Räson rufen, mich objektivieren und rationalisieren und mich *nicht so gehen lassen*. Ich kann alles Mögliche schaffen, bewältigen, aushalten, durchmachen – sogar allein. Ganz ohne Hilfe.

So, wie ich mich einige Jahre ganz auf mich verlassen und Kraft aus mir selbst schöpfen musste, um nicht unter dem zwanghaften, dogmatischen Erziehungsdruck zu kollabieren, zu zerbrechen. Da war die Schule meine Rettung. Meine Leistungen, mein Können, mein Erfolg – sie waren mein Halt und mein einziger Trost. Ja, das habe ich geschafft,

vielleicht weil da Stärke in mir ist. Aber auch die ist nicht unendlich, es ist eine Ressource, die sich erholen und regenerieren können muss.
Und jetzt, jetzt endlich einmal, will ich *nicht* stark sein müssen. Ich möchte jetzt endlich einmal schwach sein. Schwankend, hilfebedürftig, trostbedürftig, schutzbedürftig. Ich möchte getragen und gehalten werden, ohne mich immerzu selbst tragen und halten zu müssen. Möchte mich nicht immerzu zusammenhalten, zusammenreißen, disziplinieren, sondern mich einfach mal loslassen, fallen lassen und aus mir herauslassen. Möchte nicht nur verletzlich *sein*, sondern verletzlich sein *dürfen*. Und dafür nicht belächelt und verlacht werden, sondern in dieser ganzen Schwäche und Verletzlichkeit und Hilfebedürftigkeit wahrgenommen, ernst genommen und für voll genommen werden.

Angst

Ich habe Angst, dieser Welt nicht gewachsen zu sein.
Ich habe Angst, nicht zu genügen.
Ich habe Angst, Erwartungen nicht erfüllen zu können.
Ich habe Angst, dass ich zu labil bin für die Strukturen und Anforderungen der Arbeitswelt.
Ich habe Angst, dass mich ein beruflicher Neuanfang überfordert.
Ich habe Angst, dass ich nicht mehr so kann wie bislang – psychisch und intellektuell.
Ich habe Angst vor meinen lebenslangen Selbstzweifeln.
Ich habe Angst, keine gute Patientin zu sein, weil ich nicht schnell genug oder überhaupt „zum Erfolg“ komme.
Ich habe Angst, die Erkenntnisse und die neue Kraft, die ich in der Psychotherapie gewonnen habe, wieder zu verlieren.
Ich habe Angst, dass mich meine zart aufkeimende Zuversicht wieder verlässt.
Ich habe Angst, wieder zu kollabieren.

Dran arbeiten

„Wie Sie Burnout vermeiden“, „Strategien gegen Burnout“, „Raus aus der Stress-Falle“, „In zehn Schritten aus dem Burnout“ oder „Depression bekämpfen“ und „Burnout loswerden“ ... Das klingt doch alles ziemlich einfach. Entweder gar nicht erst in den Schlamassel geraten oder eben Strategie finden, kämpfen, loswerden. Besonders effizient geht das auch: „30 Minuten gegen Burnout“ – wow! Also, mal her mit den Ratgebern, und schwupp, bin ich raus aus dem Burnout. Beziehungsweise wäre gar nicht erst drin gewesen und hätte nicht diese vielen Monate verplempert. Dass ich da jetzt erst draufkomme! Hätte man ja alles vermeiden können. Wenn man nur gewusst hätte, wann das Hineingelangen anfing! Das passierte ja nicht über Nacht, das hatte sich irgendwann eingeschlichen. Hier ein Signälchen, dort ein Symptömchen, aber das hätte ja auch sonst was bedeuten können und man will ja auch nicht gleich wegen jeder Unstimmigkeit im seelischen Gefüge mit der Burnout-Keule kommen. Aber im Grunde bin ich selbst schuld – jedenfalls wenn ich diesen Buchtiteln Gültigkeit zubillige. Ist offenbar alles bloß eine Frage der Übung und des

Wollens. Wer's nicht kann und schafft, hat versagt. Hatte die „falsche Lebensbewältigungsstrategie". Was muss man denn so ewig daran herumlaborieren? Jetzt reiß dich halt zusammen und arbeite ein bisschen an dir! Selbstmanagement ist gefragt.
Sich managen und an sich arbeiten – wenn ich das schon höre. Alles ist ein einziges Arbeiten. Sogar die Krankheit wird zur Arbeit, Gesundwerden ein Projekt. Bei dem am Ende natürlich der Erfolg steht, wieder ein Tagesordnungspunkt erledigt, wieder ein vorzeigbarer Eintrag für den Lebenslauf. Und dann startet man einfach ganz energiegeladen neu durch und wird erfolgreicher als je zuvor. Da ist man wer, da stellt man was dar, kann sich präsentieren: „Hey Leute, ich hab's geschafft! Easy, kein Problem, mit der richtigen Strategie, hab mich richtig reingekniet, und jetzt ist alles wieder 1a-tippitoppipaletti. Was steht an, wo kann ich mich kümmern, was ist zu tun? Also, Leute, ich bin so fresh und wieder mega fit, mich haut nichts mehr um."

So geht das wohl – wenn man den richtigen Ratgeber zur Hand nimmt und an sich arbeitet.
Habe ich nicht hingekriegt. ... aber derweil gute Bücher gelesen.

Therapie IV

Komme ich an der Praxis im Obergeschoss des alten Hauses an, steht die Tür bereits offen und meine Therapeutin drinnen daneben, manchmal aber auch irgendwo in den Weiten des Dielenflurs, dann kommt sie mir entgegen, sagt „Kommen Sie rein", wo ich dann ja schon bin, und ich schreite zielgerichtet ins Gesprächszimmer. Dabei werfe ich einen verstohlenen Blick durch die offene Küchentür: alles sehr leer, sehr übersichtlich, unbewohnt irgendwie – über der Klinke hängt ein blaues Theraband. Mehr ist auf die Schnelle nicht zu sehen. Und ich kann ja schlecht herumstehen oder umherschlendern und mal gucken. Auch wenn es mich sehr interessieren würde, wie diese schöne, helle Wohnung jenseits von Flur und Therapieraum aussieht. Schließlich gehe ich hier Woche für Woche ein und aus – aber ich kenne nur diesen Flur und unseren Sitzungsraum, meinen 50-Minuten-Raum. Ob meine Therapeutin hier wohnt, mehr oder weniger jedenfalls, wenn sie für ihre Sprechstunden in der Stadt ist? Schenkt sie sich abends, nach wieder mal einem dieser Tage voller fremder Leben, einen Rotwein ein oder bereitet sich eine Kanne Tee zu, um dann sinnierend in dieser leeren Küche oder auf dem Balkon zu sitzen?

Was machen Therapeuten mit all den Leben, die sie erzählt bekommen, mit all der Verzweiflung und all dem Schlimmen, Traurigen und Gemeinen, mit dem ganzen Leid, der Hilflosigkeit und diesem Rufen nach Hilfe? Wie schaffen sie es, so professionell distanziert dabeizusitzen, sich so diszipliniert und scheinbar unemotional alles anzuhören, es wohlwollend und bestärkend zu kommentieren und zu begleiten – kann man das einfach alles so aushalten? Dieses Beteiligtsein und dabei so ungerührt, so neutral wirken. Wie ist das bei meiner Therapeutin – ist sie wirklich ungerührt, oder darf oder möchte sie es nur nicht zu erkennen geben, sich nicht zu sehr emotional involvieren? Es reicht ja auch, wenn eine in ihren Gefühlen und Stimmungen umherschlingert – sie ist die Lotsin, die Rettungsinsel, das Sicherungsseil ... Aber diese scheinbar immer gleiche Gemütslage, diese natürliche Ruhe, die sie ausstrahlt, diese Ausgeglichenheit. Ist das Disziplin oder ist sie wirklich so? Wie viel Gelassenheit und stoische Ruhe trägt sie von Natur aus in sich, oder ist das alles eine Frage des Trainings? Kann sie so duldsam sein, einfach weil sie aus Erfahrung weiß: Das wird schon alles wieder. (Meine Geschichte ist ja noch nicht mal so richtig schlimm. Für mich, jetzt gerade, schon, aber objektiv betrachtet womöglich keine Katastrophe: zu gut beisammen für einen stationären Aufenthalt, aber auch nicht gut genug fürs Funktionieren in dieser Arbeitsgesellschaft.) Hört sie wirklich die ganze Zeit zu oder ist sie gedanklich womöglich gerade ganz woanders und achtet nur auf bestimmte Signale oder sagen wir: Ösen, in die sie dann einhaken kann? Was auch immer innerlich in ihr abläuft – in *meinen* 50 Minuten ist meine Therapeutin eine zugewandte, aufmerksame, empathische Zuhörerin, und ich glaube sehr, dass sie Anteil nimmt und manchmal sogar gerührt ist – und das ist einfach ein tröstliches Gefühl.

Aber doch gehen mir immer mal diese Fragen durch den Kopf, wie das hier alles funktioniert, wie sich die Stunden bei anderen Patientinnen gestalten ... Es ist halt ein seltsames Ungleichverhältnis zwischen Therapeutin und Patientin: Sie weiß beinahe alles, erfährt jede Stunde mehr über mich (auch wenn sie sich das bestimmt nicht alles merkt), während ich von ihr und über sie im Grunde gar nichts weiß, Andeutungen nur ...
Dieses Nichtwissen und Nichtkennen ist manchmal schwer auszuhalten. Ist sie wirklich der Mensch, als der sie mir gegenübersitzt? Oder ist das eine nöti-

ge Camouflage in ihrer Profession? Es müsste mir egal sein, denn es geht ja hier nur um mich. Alle Energie ist auf mich fokussiert – das ist eigentlich auch mal schön, dass ich in einer Gesprächssituation im Grunde nicht zuhören, mich nicht einfühlen, nicht aufmerksam sein, nicht reagieren, mich nicht interessieren muss.

Aber meine Neugier kitzelt mich. Und dass ich nie erfahren werde, wer diese Person ist, der ich so viel von mir erzähle und anvertraue, scheint mir eine Prüfung zu sein.

Also gut – ich werde nichts davon fragen. Stattdessen werde ich erzählen. Dafür bin ich hier.

Grübeln

„Ab sofort Grübelverbot!" Das hatte mir eine Freundin per SMS geschrieben, als es in meinem aufgewühlten Ich mal wieder nervtötend brummkreiselte und rotierte und sich verdüsterte und immerzu auf der Stelle stampfte. Und ich einfach nicht aufhören konnte, mich immerzu mit denselben eigenen Anfechtungen, Verhinderungen und Hemmnissen zu beschäftigen, all dem Seltsamen, das mich jetzt seit Wochen schon lähmte und drückte und zusammenschnürte, das mein Inneres bedrängte und meine Seele quälte.
Ja, so ein Verbot, das schien eine gute Lösung zu sein. Das klang nach Ausschalter, und der war jetzt wirklich mal nötig. Aber wie das mit Verboten so ist: Man tendiert dazu, sie zu umgehen. Aber das Grübelverbot habe ich nicht bewusst übertreten, ich *konnte* es schlicht nicht einhalten, es hat sich förmlich selbst eliminiert. Das Grübeln ließ sich nicht verbieten – so sehr ich mir gewünscht habe, dass es aufhört, weniger wird, wenigstens.

Grübeln – das nahm ich mir nicht vor, das passierte einfach. Das war kein schöner Zeitvertreib, zumal ich die lastende Zeit damit auch nicht verkürzte, sondern sie sich im Grübeln extra behäbig und träge zu verhalten schien, sich erst so richtig schön breitmachte. Und paradoxerweise hatte ich sogar das Gefühl, mit diesem Grübeln wenigstens etwas Sinnvolles zu tun, schließlich war ich auf der Suche nach einer Lösung für diesen zähen Schlamassel, in dem ich mich befand. Das war doch produktiv, so ein Grübeln. Und man musste doch produktiv sein. Wenn man schon gerade nicht im Büro etwas Vorzeigbares, Nützliches, Werthaftes zu schaffen imstande war, dann wenigstens im Krankenstatus. Nur so rumspazieren und rumsitzen, davon hatte doch keiner was. Ja, das war wohl heilsam und förderlich, aber das ging ja jetzt schon eine ganze Weile. Da musste doch bald mal was passieren, da mussten doch Ideen her und ein Plan, wie es denn weitergehen soll. Und weitergehen muss es schließlich, nicht wahr?

Doch bevor es weitergehen konnte mit mir (oder: ich mit mir weitergehen konnte), musste ich erst mal bei mir ankommen. Das habe ich sehr spät begriffen – oder vielmehr gefühlt und erkannt. Und bis dahin habe ich wohl noch eine Menge gegrübelt. Als ob man eine wunde Stelle wieder und wieder reibt und rubbelt, ohne ihr die Möglichkeit zu geben, sich zu beruhigen, zu heilen. Irgendwann wurde aus dem Grübeln Nachdenken, wurden Gedankenbesuche oder auch Gedankenbesichtigungen. Das gefällt mir selber ja auch viel besser. Es ist behutsamer, sanfter, freundlicher. Und die Freundin käme wohl nicht auf die Idee, mir *das* zu verbieten.

Erkenntnis

War es die melancholische Musik oder was war das gerade, was da mit ihr passierte? Mitten beim Zubereiten einer mal wieder zufälligen Gemüsekomposition, die jetzt durch den plötzlichen Tränenschleier immer unschärfer wurde – da war auf einmal so ein Glücksgefühl, eine Rührung in ihr, die wie aus dem Nichts gekommen war. Obwohl, nein, nicht aus dem Nichts, gerade eben hatte sie in ihr Notizbuch geschrieben, einen Gedanken, der sie so sehr bewegte und erfüllte – eben glücklich machte. Eine Erkenntnis, für die es einen langen Weg gebraucht hatte, und von der nicht zu ahnen gewesen war, dass sie sich auftun würde. Sie hatte sich endlich selbst erkannt, hatte erkannt, wie *sie* „funktionierte", was *ihr* Weg sein würde und wie *sie* von nun an arbeiten würde. Auf ihre Weise eben, und nicht dadurch, dass sie länger versuchen würde, sich in die bestehenden, üblichen, so erwarteten Vorgehensweisen einzupassen. Nicht mehr angestellt sein, nein autonom im Denken und Handeln sein, selbst entscheiden, selber Dinge bewegen und in Gang bringen, etwas versuchen und wagen, anstatt Anweisungen ertragen zu müssen oder dieses indolente Das-entspricht-

aber-nicht-den-Vorgaben abzuwehren. Sie spürte es doch, wenn eine Idee gut war, erst recht, wenn sie ihr nicht mehr aus dem Kopf ging. Wozu da erst noch lange drauf herumkauen, womöglich noch bei einem sogenannten Brainstorming, damit alle ihren faden Senf dazugaben, der sein Verfallsdatum längst überschritten hatte.
Angestellt – was für ein Wort das aber auch war. Sie wollte sich nicht anstellen. Sowieso hieß es doch immer: Stell dich nicht so an!

Bisher ging es immer nur um Anpassung, um das Hineinpassen in diese Gesellschaft und ihre Schablonen und Mechanismen. Aber was für ein Unsinn! Sie passte nicht in diese Muster und diesen Takt. So, wie sie nie in die Vorstellungen ihres Vaters gepasst hatte oder in die Denkweisen dieser Firma, bei der sie jahrelang angestellt gewesen war. Immer weniger passte sie in vorgegebene Strukturen, Konventionen, Hierarchiegefüge. Und das war ja gar kein Defizit, das war kein Fehler an ihr – nein, im Gegenteil, das war doch ihre Stärke, ihre wertvollste Ressource. Es war doch letztlich der Beweis dafür, dass sie sich emanzipiert und gewandelt hatte, dass neue Bedürfnisse stärker wurden. Eigenwillig, eigensinnig ... das war immer so negativ behaftet, dabei war das doch genau das, was heute gefragt war. Aber wehe, man

war dann wirklich mal so – da galt man dann als widerborstig, launisch, kompliziert. So was passte ja in kein Team!
Aber wozu auch anpassen an all das Verkrustete, Immergleiche, Bornierte, Träge und Verhindernde? Nur um ... ja, um letztlich was eigentlich? Um dazuzugehören, passig zu sein, Teil des Ganzen – aber dafür in Kauf nehmen, willfährig mitzuschwimmen im Strom der Ängstlichen, obwohl man eigentlich in die andere Richtung oder auf anderer Route schwimmen wollte?
Das lag ihr nicht und das war ja auch gar nicht erstrebenswert. Sie musste doch gar nicht irgendwo hineinpassen, sich einpassen – sie musste nur etwas finden, das zu *ihr* passte, zu dem *sie* passte. Aber bis sie das erkannt hat, hatte es eben eine ganze Weile gedauert. Musste sie erst durch ihr Burnout-Jahr schlingern und stolpern und sich voranquälen, bis es auf einmal klick machte – heute eben. Das war so eine sie erfüllende Freude: sich selbst zu erkennen und all die Möglichkeiten, die sie in sich trug!

Und dieses Erkennen, das war so ein warmes Glücksgefühl, das sich jetzt in ihr ausbreitete, so stark hatte sie das schon einmal erlebt und es hatte ihr Leben auch schon damals, endlich! in eine für sie richtige Richtung gebracht, sie endlich zu sich selbst geführt, einem so wichtigen Teil ihres Selbst. Und jetzt wieder: zu spüren, dass da gerade etwas Wichtiges mit ihr und in ihr geschah, etwas Ureigenes, etwas, das sie gutheißen und hegen und bewahren wollte, weil es so zu ihr gehörte. Gab es das denn: gerührt sein von sich selbst? Ja, sie war gerührt und glücklich, so sehr, dass ihr die Tränen kamen. Und einige davon wohl auch in den Topf tropften.

Empor

Viele Emporkömmlinge sind ja doch eher Emporkriechlinge. Andererseits ist es beruhigend zu wissen, dass es nicht jeder Kriechling empor schafft.

Treten

Wie das alles immer alles auf einmal passierte! Am selben Tag, so viel Emotion, so viel Erlebnis, so viel in einem drin in Aufruhr und Aufwühlung, so übervoll, wo sollte man nur hin damit? Wie das alles wallte und wogte und doch nicht nach draußen kam – wollte, aber nicht konnte, sie hatte es einfach nie gelernt, ihre Gefühle mal richtig herauszulassen, ein Jubel, ein Schrei, ein Um-sich-selbst-Kreiseln mitten auf dem Marktplatz ... das ging nicht, das konnte sie nicht. Aber so viel innere Bewegtheit, Gerührtsein, ein Gefühl von: endlich sein dürfen und alles sein können, was in ihr war, was sie war! Und was da nicht alles war! Und jetzt endlich wurde sie frei dafür und hatte mit einem Mal erkannt: Ich gestalte mein Leben! Kein Malen nach Zahlen, keine vorgegebenen Wege, keine von anderen gestellten Aufgaben, keine Bevormundung, keine Einengung. Was da alles möglich war, was sie alles konnte und sich selbst dazu entscheiden, es selbst voranbringen, machen, schaffen, probieren, ausprobieren. Eben war das alles noch Last und Schwernis, jetzt schien es Befreiung und Erlösung zu sein. Dieses Gefühl, sie atmete es tiefer und tiefer in sich ein, kraftvolles,

schnaufendes Atmen, diese viele Energie, wohin damit!?
Fahrrad, rauf aufs Fahrrad und fahren-fahren-fahren. Treten-treten-treten-treten ... einfach immer weiter diese eintönige, verkehrsreiche Chaussee entlang mit ihren Betonklötzen, aber das war jetzt egal, denn hier ging es immer geradeaus, immer weiter, Ampel auf Grün, rüber, weiterfahren-fahren-fahren-treten-treten-treten, einen Gang höher, schwerer und doch so leicht, schneller atmen, sich glücklich fühlen, sich immer freier fühlen, gelöster, fast schwebend, rote Ampel, egal, weiter-weiter-weiter, die leichte Steigung hinauf, mehr Widerstand, mehr Kraft, mehr Treten, mehr-mehr-mehr, weiter-weiter-weiter ... aus der Puste, Luft reicht nicht mehr, Kraft geht aus, aber weiter, in die Kurve, um die Kurve, jetzt über den Hügel, noch mal Kraft, im Stehen fahren, das Auf und Ab der Beine, ein von Gefühlen übervoller Mensch gegen die Schwerkraft und treten-treten-treten, und rollen-rollen-rollen, kalte Luft im Gesicht, Wind, Luft, Frische, Freiheit! Glück und Lächeln und Staunen und sooo gut. Endlich war er raus, dieser Energiestau, dieses Nicht-wissen-wohin-mit-Sich, dieses Überbordende, Überquellende, Überwältigende. Der erste Schwall erst einmal raus, wie gut das tat, wie gut ...

Wunden

Die Zeit heilt gar nicht alle Wunden. Die Zeit bewahrt alle Wunden und lässt sie irgendwann wieder aufbrechen. Nur ich selbst kann meine Wunden heilen – indem ich sie betrachte, untersuche, in ihnen wühle, sie aber nicht krampfhaft-bemüht zusammendrücke und zu kaschieren versuche, sondern sie akzeptiere und mit ihnen lebe, sie einfach bei mir sein und in Ruhe vernarben lasse. Und irgendwann, eines Tages vielleicht, wird der Balsam aus Zuwendung, Verstehen und Fühlen sie nicht mehr schmerzen lassen. Aber da sein werden sie immer.

Die Friedhofsbank

Sie ist weg. Wirklich weg. Da sind nur noch Rasen und der leichte Buckel im Boden, aber die Bank – steht nicht mehr. Sogar das Loch im Erdboden neben ihr, in das ich einmal mit dem Fuß geraten war, scheint verschwunden. Drei-, viermal hatte ich hier auf dieser Bank gesessen, mittwochs, immer dann, wenn die Therapiestunde besonders aufwühlend gewesen war; wenn sie in mir wieder Dinge und Emotionen wachgerufen hatte, die mich bewegten und beunruhigten. So sehr, dass ich nicht gleich nach Hause fahren konnte, sondern mit meinem Fahrrad erst mal die vom Markttreiben wuselige Stadt durchqueren und hinter mir lassen musste. Mit all dieser inneren Verwirrung und dem Aufruhr, dieser ganzen aufwallenden Energie. Hin zu einer beruhigenden, stillen Umgebung. Der Friedhof hat auf mich eine besänftigende Wirkung, hier werde ich langsamer, ruhiger, demütiger. Hier kann ich weinen, ohne damit aufzufallen. Gerade wegen des Weinens bin ich hier. Niemand spricht einen deswegen an, und niemand wird es merkwürdig oder bemitleidenswert finden, wenn man hier allein für sich auf einer Bank sitzt. Eine kleine Weile.

Und so schiebe ich mein Fahrrad über die sich windenden Wege am Rande des Geländes, ich entscheide mich absichtlich für sie und nicht für die mitten hindurchführenden Wege, denn nur hier an den Rändern dieses so tröstlichen Refugiums der Toten wie der Lebenden möchte ich gerade sein ... Und dann, nach einigen Minuten, nach einem nochmaligen Abbiegen hier oder einem Wegkreuzen dort, sehe ich sie bei der ersten meiner Friedhofsfluchten im Frühjahr: eine Bank im Abseits, kaum Gräber in der Nähe, aber große Bäume, Rasen, eine sonnenbeschienene Wiese mit eingesprenkelten Frühblühern; eine Bank am Wegesrand und sie ist die am weitesten von allem entfernte. Neben ihr stelle ich mein Fahrrad ab, setze mich, stelle meinen Rucksack neben mich, das Notizbuch und die Taschentücher in Reichweite.

Und hier kann ich endlich noch einmal weinen, spüre, wenn ich an das Therapiegespräch eben denke, auf einmal solch ein starkes Selbstmitleid, dass es mich erschüttert, sehe mich nochmals als Kind und Jugendliche und bedauere mich in diesem Damals und weine, weine, weine. Irgendwann werde ich ruhiger, hören die Tränen allmählich auf, schreibe ich drängende ebenso wie flüchtige Gedanken in mein Notizbuch, stelle Fragen an mich, ans Früher und fürs nächste Mal an meine

Therapeutin; ich rekapituliere die heutige Stunde, notiere Dinge, die mir noch wichtig sind zu sagen, an die ich heute aber nicht gedacht habe. Und bei alldem ist diese natürliche Ruhe um mich, eine Ruhe aus noch schneidend kaltem Wind, wärmenden Frühlingssonnenstrahlen, Vogelgezwitscher und ab und zu einem Rascheln im Gras. Diese beneidenswerte Ruhe der Natur, die nichts denkt, nichts fragt, nichts bezweifelt, sondern einfach – ist. Wenn sich mein innerer Furor gelegt hat, betrachte ich sie dankbar, widme ihr meine Aufmerksamkeit und kann mich für einige Momente sogar freuen, an diesem Unbedingten, diesem Schönen und Guten.

Aber wie soll ich das ab jetzt tun, da meine Bank weg ist, abgebaut, fortgebracht, irgendwo gelagert oder anderswo wieder aufgestellt? Hat jemand von den Friedhofsmitarbeitern mich vielleicht beobachtet, wie ich sie einst zielstrebig aufsuchte, wie sie mir eine Zeit lang Halt und Geborgenheit gab, hat dann einige weitere Wochen abgewartet und bemerkt, dass ich nicht mehr herkomme? Und dann eben war es gut, hatte diese Bank an dieser Stelle ihren Dienst getan und half nun andernorts auf andere Weise? Oder war sie nun nach Jahren ihres Dortseins so voller Schwermut, Traurigkeit und Verzweiflung, dass es auch für sie genug war? Auf welchem Friedhof durfte sich meine Bank nun wohl ausruhen und trösten lassen?

Wer?

Wer kann ich sein?
Wer muss ich sein?
Wer sollte ich sein?
Wer darf ich sein?
Wer will ich sein?

Wer   ich   bin.

Ich bin.

Schreiben

Schreiben! Ich muss schreiben! Dieser Gedanke, dieses Gefühl überkam sie so plötzlich, erfüllte sie so ganz von innen her, dass sie gar nicht begriff, wie ihr geschah. Wie eine Erkenntnis, ein Sich-Erkennen, ein Wissen, eine Gewissheit: *Ich muss schreiben. Schreiben bin ICH. Worte sind mein Ausdruck, sind mein Weg.* Warum nur war sie da nicht schon längst draufgekommen? Brauchte es da wirklich erst dieses abermalige seelische Absacken, diese Therapiestunde, in der viel Altes, Schweres, Lastendes nochmals aus ihr hervorgebrochen war und ihr aber endlich ein neues Gefühl ermöglichte, nämlich das der Wut? Ein Gefühl, das plötzlich Wege eröffnete, die ihr bisher verborgen geblieben waren, das ihr endlich eine Möglichkeit bot, nicht mehr länger gegen sich selbst zu kämpfen und alles innen mit sich selbst auszumachen, sondern es hinauszulassen, sich davon zu befreien. Brauchte es da erst dieses abermalige unaufhörliche Weinen und das Selbstmitleid und den aufkeimenden Trotz und die Rebellion und dann diesen einen Text, in dem sie zum ersten Mal ihre Wut herauslassen, hinausschreiben konnte?

Sie fühlte sich wie ein Geysir, der eine lange Zeit lang unterirdisch geruht hatte, dann irgendwann begann in Bewegung zu geraten, brodelte, wallte, immer mehr Energie ansammelte und Druck aufbaute, bis es nicht mehr ging, bis er nicht mehr hielt, bis er an die Oberfläche kam: erst in einer dicken blauen, unter Spannung stehenden Wasserblase sich zeigte, die einige Augenblicke wuchs und quoll und sich dehnte, bis sie endlich aufbrach und sich alles unterirdisch Angestaute mit einem erlösenden Prusten und Brausen und Zischen in einer in den Himmel zielenden Fontäne schoss; und wie man selbst ob dieser explosiven Schönheit ganz staunend und fasziniert danebenstand und es gar nicht begreifen konnte.

Schreiben – das ist: die Welt und das Leben und sich selbst wahrnehmen, betrachten und in Worte hüllen. Und dies zu können, ist doch ein Geschenk. Ein Geschenk, das sie über 40 Jahre schon bei sich trug und nie richtig ausgepackt hatte. Schreiben – das war ihr Weg, *musste* ihr Weg sein. Täte sie es nicht, sie würde sich zermürben, von innen her auffressen, ja, womöglich sogar verrückt werden. Wenn sie es sich so besah: Geschrieben hatte sie schon immer, hatte sich schon immer des geschriebenen Worts bedient, um sich auszudrücken. Vor allem das Tagebuch als

Jugendliche und junge Erwachsene – immer dann, wenn es ihr nicht gut ging, war das ihr Ventil, ihr Resonanzraum, ihre Projektionsfläche. Zuletzt hatte sie auch beruflich geschrieben, als Journalistin. Aber das war es irgendwie noch nicht, das war nicht alles. Das war sie noch nicht ganz.
Und das sah sie jetzt erst, konnte es jetzt erst sehen, verstehen und erfassen – und doch noch nicht ganz fassen. Es war, als stürzten gerade alle inneren Barrieren und Bollwerke des Zweifelns ein, machten endlich Platz und gaben den Weg frei für alles, was sich innen drin angesammelt, angestaut, angehäuft hatte, für alles, was so lange weggesperrt und hineingestopft worden war; für alles, was schon immer ihres, schon immer sie gewesen war – das konnte jetzt endlich hinaus.

Erfinderin

Ein Buch zu schreiben, ist ja mächtig aufwändig. Anstrengend. Langwierig. Manchmal auch nicht mehr als Selbstbeschäftigung.
Könnte man nicht vielleicht mit dem Erfinden von Buchtiteln reich und berühmt werden? Die bräuchten auch nicht so viel Platz im Regal.
Ein paar hab' ich schon:

„Die Manufaktur des Schweigens"
„Der abgrundtiefe Blick in den Himmel"
„Wie ich einmal auf dem Küchenfußboden saß und meinen Ikea-Teppich flickte"
„Das geheime Leben der Buchtitelerfinderin"
„Büromanie – die Psychose zur Jahrhundertwende"
„Ein Mann – kein Wort"
„Die widerspenstigen Ungezähmten – Wie Sie als Angestellte ohne Katzbuckeln, Kratzfüßeln und Bauchpinseln durch den Arbeitsalltag kommen"
„Der 21-Jährige, der in den Bürojob einstieg und ziemlich bald resignierte"
„Mein Leben im Kapitalismus – Keine Anleitung zum Glücklichsein"

Therapie V

Eigentlich sind diese Sitzungen allesamt Selbstgespräche. Selbstgespräche unter Aufsicht. Die Therapeutin ist da, natürlich, dabei zurückhaltend und doch sehr präsent. Noch nie habe ich so viel so offen über mich erzählt, so konzentriert und beinahe ohne Unterbrechung, angehalten nur durch mein eigenes Innehalten, Schweigen und Nachdenken. Inzwischen gibt es auch öfter Dialogmomente, vielleicht weil ich jetzt insgesamt ruhiger und wieder aufnahmefähiger bin. Selbst wenn es nur zwei, drei Sätze sind, die meine Therapeutin äußert, wirken sie auf mich wie eine hochdosierte Wirkstoffgabe. Manchmal klingen diese Sätze erst später nach, manchmal muss ich noch Tage später über eine Bemerkung staunen oder lachen. Weil sie so treffend war.

Ich gewöhne mich an dieses Erzählen und merke jedes Mal, dass es etwas in mir bewegt, aufwühlt, anrührt; wie es nachhallt, nachwirkt, nachbohrt. Wie ich jedes Mal, wenn ich dann nach den 50 Minuten wieder auf die Straße trete, mich erst mal kurz schütteln muss, sortieren, tief einatmen und den Blick zurechtrücken, vom Innen aufs Außen – und wie mir das dann manchmal in dem Moment alles zu viel ist, zu wirrstimmig, zu wuselig, was da draußen in der „echten Welt“ auf mich einströmt.

Diese Therapie wirkt auf seltsam subtile, unbegreifliche Weise. Ich staune und wundere mich – und bin so dankbar. Dankbar für diesen Raum, der mir Ruhe gibt und Halt, Reflexion und Resonanz, wo ich Zuwendung erfahre und ungeteilte Aufmerksamkeit; ich fühle mich gut aufgehoben. Es ist eine Insel im tosenden Meer der Erinnerungen, Emotionen, im Nebel der eigenen Wirrnis und Verwirrung. Ein kurzes Zu-sich-Kommen, einmal in der Woche. Ein Termin, auf den ich mich freue. Dieser Raum ist mir ein Bedürfnis geworden. Die Gespräche sind getragen von großem Vertrauen, auf eine innige, anders-nahe Weise. Einmal kam mir der Gedanke, dass es schön gewesen wäre, mit den Eltern, vor allem dem Vater, so unbefangen, so leicht und zugewandt sprechen zu können – ohne sich kritisch beobachtet, in jedem Satz bewertet und ständig ungenügend zu fühlen, ohne sich immerzu rechtfertigen und erklären zu müssen. Entspannter Austausch auf Augenhöhe – den hat es nie gegeben.

Ja, ich habe meine Frau, der ich im Grunde alles von mir erzählen kann. Von der ich mich gehalten und getragen, verstanden und bedingungslos angenommen und geliebt fühle. Aber ich möchte ihr nicht alles erzählen, nicht jede innerliche Regung kundtun, jedes Grübeln und auch so viel Banales, schon gar nicht in dieser quälenden Wiederholung und nahezu obsessiven Selbstbespiegelung. Es soll sich nicht andauernd um mich und meinen „Zustand" drehen, finde ich.
Und ohnehin ist es etwas anderes, es auf 50 Minuten konzentriert jemand Fremdem zu erzählen, in einem Außenkontext, einer Person, die das alles mit professionellem Gespür aufnimmt, es mit einem gemeinsam betrachtet, nicht unbedingt bewertet, aber mit distanziert-innigem Wohlwollen wahrnimmt – und dies alles dann auch wieder ohne Beunruhigung beiseitelegen kann.

Erst jetzt, da ich weiß, dass wir die Therapie nach zweimal zwölf Sitzungen verlängern werden, kann ich ruhiger werden. Ich hatte Angst, jetzt wieder allein gehen zu müssen, es ab sofort wieder allein schaffen zu müssen. Aber ich darf diese Hilfe weiter in Anspruch nehmen. Und ich werde sie brauchen. Ich kann beruhigt sein: Es ist jemand Erfahrenes da, die an meiner Seite mit mir gemein-

sam nochmals durch die ein oder andere Episode meiner Vergangenheit geht – und gleichzeitig auch durch meine Gegenwart.
Es ist wie beim Schwimmenlernen – man kennt den Bewegungsablauf, steht aber noch im nicht zu tiefen Wasser, neigt sich dann zögerlich nach vorn, um mit den Armen diese flüssige, nicht ganz geheure Menge zu zerteilen, dabei noch die Füße auf dem sandigen Grund des Sees, und dann, wenn man sich dann traut, die Füße vom Boden abzustoßen, um sich in die Waagerechte zu begeben, dann kann man gewiss sein: Da ist jemand, deren Hände mich notfalls tragen und mich davor bewahren werden, unterzugehen.

Mantra

Notiz an mich selbst:

Fordere nicht zu viel von dir – aber traue dir auch nicht zu wenig zu.

Startblock

Manchmal stehe ich schon drauf, auf dem Startblock, von dem aus es in mein neues berufliches Leben geht. Oder wohl eher: in mein neues Schwimmbecken – das hoffentlich ein nicht zu kurz geratenes sein wird. Vielleicht erweist es sich ja auch, dass es gar kein eingemauertes Becken ist, sondern ein Freiwasser, mit vielen schönen Inseln zwischendurch, auf denen ich als Kurzstreckenschwimmerin ausruhen kann.

Aber noch stehe ich nur drauf und schaue ins Wasser. Es scheint mir zu aufgewühlt, zu kalt, zu diffus – ungewiss.
Was da wohl in der Tiefe oder weiter draußen lauern mag?
Stelle ich womöglich plötzlich fest, dass ich gar nicht schwimmen kann?
Werden mich Krämpfe in Panik versetzen?
Wird jemand am Rand neben mir hergehen, um mir zur Not ein mich tragendes Schwimmbrett zuzuwerfen?

Bis jetzt bin ich immer wieder heruntergestiegen von meinem Startblock. Mit einem leichten Zittern und ein bisschen Angst. Ich traue mich einfach noch nicht.

Meine Aufgabe

„*Sie* sind jetzt Ihre Aufgabe." Das hatte meine Ärztin zu mir gesagt, ganz am Anfang, als ich noch rastlos und wirr nach einem Ersatz suchte für das, was mir da grad zusammengebrochen und entglitten war. Erst war die Fähigkeit zu arbeiten weg gewesen – und dann auch noch die Arbeit selbst. Was sollte ich bloß tun ... Wo sollte ich mich verorten, wo war mein Platz?

„Sie sind jetzt Ihre Aufgabe." – Was für eine schwere, dräuende, scheinbar unschaffbare Aufgabe das war! Und so banal dieser Satz klingen mag, birgt er doch eine starke Wahrheit und Dringlichkeit. Die Essenz dessen, worum es wirklich geht, was wirklich wichtig ist. Das habe ich erst viel später erkannt. Dafür musste es mir erst besser gehen, musste ich ruhiger und stabiler werden, musste ich viel von dem Schweren und Zermürbenden in mir erst mal umgewälzt haben und auch losgeworden sein. Und heute kann ich, leichteren Herzens! und auch ganz zuversichtlich und selbstgewiss, sagen: Ja, *ich* bin jetzt meine Aufgabe. Und möchte beinahe hinzufügen: Und ich freue mich darauf.

Gleichwohl bin ich froh, dass ich sie nicht allein bewältigen muss, sondern sie im Teamwork angehen kann – weiterhin mit meiner Therapeutin. Auch wenn sie mir zu verstehen gibt, dass *ich* das bin, die da bestimmte Dinge schafft und Veränderungen in sich bewirkt, die aufwühlende Gefühle zulässt und sich mit sich selbst konfrontiert, sich nicht mehr so negativ, sondern sich wohlwollender selbst befragt und betrachtet. Das berührt mich zutiefst, wenn sie das sagt – und doch ist ihr Anteil daran kein geringer. Darum freue ich mich insgeheim auch immer sehr, wenn da mal ein Lächeln in ihren Mundwinkeln zuckt, das sie jedoch, durchschaubar-professionell, rasch wieder unter Kontrolle bringt. Denn allein schon die Andeutung des Lächelns sagt mir, dass sie sich entweder gerade für mich freut oder von etwas berührt ist, oder dass ich soeben zu einer Erkenntnis gelangt bin, die sie mir schon länger gewünscht hat. Und nun: *Treffer, jawoll, Frau Knappe, Sie sind auf dem richtigen Weg, wie schön!* Emotionale Ausbrüche sind ihr in dieser Konstellation sicherlich nicht gestattet, und darum ist so ein vages, bei sich behaltenes Lächeln umso mehr wert und ermuntert mich doch sehr, weiter an meiner Aufgabe dranzubleiben.

Frei

Manchmal werde ich jetzt gefragt: „Und Sie ... sind jetzt freischaffend?“
Und dann sage ich, in einem heiteren Moment: „Ach, nein, eher so freischwebend ...“

Fataler Sog

Da ist er wieder, dieser innere Sog. Destruktiv, zäh, lastend. Eben noch war da das Glück des inneren Aufschwungs, eine Leichtigkeit und Helligkeit, ein neues Zutrauen und Vertrauen in sich selbst. Mit schelmenhaft blitzenden Momenten der Schaffenslust und Freude am Wieder-wach-Sein. Warum konnte das nicht bleiben? War das denn etwa nicht für länger möglich, war das etwa nicht auszuhalten, konnte ich jetzt nicht endlich einmal belohnt werden für all mein Erdulden und Mich-neu-Finden?
Wieder ein Kampf in mir, wieder alles so schwer. In sich zusammengefallen, matt, müde. Von innen drückt das Weinenmüssen.
Ich weiß: Jetzt muss ich aufpassen, dass es mich nicht hinunterzieht, in mich hinein und doch von mir weg. Ich möchte oben bleiben, möchte mich freuen und alles leichtnehmen, das Leben leichtnehmen, es annehmen, wie es ist. Doch da ist diese starke Gegenkraft. Die schon wieder so viel Anstrengung und Arbeiten von mir verlangt, um gegen sie anzukommen und sie nicht böse triumphieren zu lassen. Mich immer wieder gegen sie stemmen, mich ablenken durch Tun und Schaffen: Geh raus, fahr

Fahrrad, koche was, bastle und bau was, mach mal wieder Fotos, schau doch, es gibt so viel Schönes, lass dich nicht eintrüben von der Hässlichkeit des Menschentums, von der Banalität deines Daseins. Nimm dieses Dasein an und gestalte es, so gut du kannst.

Aber es zieht so schwer von unten, zieht mich wieder in diesen zähen Morast hinein, diesen Sumpf des Vergeblichkeitsdenkens und der Sinnlosigkeitsdystopie. Wie die Sirenen bei Odysseus locken und dräuen diese bösen Kräfte in mir, so vehement, so wiederkehrend kannte ich das noch nicht. Wo kommen sie her, lassen sie sich denn gar nicht abschütteln, werden sie niemals schwächer ... sind sie nun endgültig ein Teil meiner selbst? Ich muss mich fest anbinden an mich selbst, um von ihnen nicht weggezogen zu werden, muss mich fest anbinden an meine Frau und unser gemeinsames Leben ... mein einziger wirklicher Grund, mich nicht aufzugeben; ich allein bin mir mein eigenes Dasein nicht wert. Es wäre so leicht und vielleicht sogar erlösend, sich wegziehen zu lassen, einfach loslassen, nicht mehr kämpfen, sich nicht mehr anstrengen müssen.
Das zu spüren und zu formulieren – es erschreckt und bestürzt mich. Es macht mich unendlich traurig.

Und ich will das nicht … Lass mich in Ruhe! Geh weg!

Therapie VI

Heute habe ich kein einziges Taschentuch aus der Pappschachtel gezogen. Und auch keines aus meiner Hosentasche. Ich verkünde dieses für mich erstaunliche Faktum zum Abschluss der Stunde – stolz wie ein Kind, das zum ersten Mal die Schnürsenkel allein gebunden hat.

Meine Therapeutin guckt mich (möglichst neutral, aber im Nanobereich neugierig-amüsiert) an und fragt: „Und, ist das gut?" „Hm, weiß nicht", sage ich, ob der Frage nun doch kurz irritiert, aber dann überzeugt: „Ja, doch, das ist gut. Finde ich schon."

Ganz normal

Es ist neuerdings so ein seltsames Jetzt-Gefühl in mir. Vergangenes rückt in den Hintergrund, die Szenerien meiner Kindheit und Jugend, meiner jüngsten Vergangenheit auch entschweben wie verblassende Geister – und ich bin hier, bin jetzt, bin ich. Da ist so ein unbekanntes, positiv-befremdliches Ich-Bewusstsein (ohne dieses ganze bisherige Hadern und Mich-Zermartern) – wie lange das wohl anhält? Ich habe das Gefühl, plötzlich mit einer außerordentlich feinen Wahrnehmung durchs Leben zu gehen oder: mich in meinem Leben aufzuhalten. Einer erhöhten Sensibilität für meine Stimmungen, Emotionen und Befindlichkeiten. Und manchmal ertappe ich mich dabei, wie ich mich selbst in einem Verhalten, das ich nicht gutheißen kann, ermahne und korrigiere, durchaus liebevoll und wohlwollend. Als ob ich zwei bin – eine denkt und handelt, eine beobachtet und kommentiert. Manchmal führe ich sogar innere Zwiegespräche mit meiner Therapeutin – während ich etwas tue oder sogar während ich mit jemandem rede, manchmal auch, wenn ich neben meiner Frau sitze oder mit ihr etwas erlebe; dann erzähle ich gleichzeitig eben davon meiner Therapeutin.

Und was ist eigentlich los mit meinem Schlaf? Ein paar Wochen lang ging es wieder ganz gut, konnte ich einschlafen, ohne noch mindestens eine oder zwei Stunden wach zu liegen, ohne Gedanken zu wälzen und die Bilder und Begegnungen des Tages nochmals im Kopf gezeigt zu bekommen, ohne alle Stunde aufzuwachen, ohne diesen seltsamen Schwebezustand, in dem man zwar die Augen geschlossen hat und unsagbar müde ist, aber hinter den Augen trotzdem alles wach ist, hell, geschäftig, unruhig. Und ohne dass man nach jedem Traum aufwacht und dann, nach endlich doch einer durchgängigen Schlafphase von vier oder sogar fünf Stunden, abrupt aufwacht, mit Herzklopfen und nervösem Bauchkribbeln, und die verpasste Nacht vorbei ist.

Und wie gehe ich damit um, dass ich merke, dass meine geistige Kapazität, meine Auffassungsgabe und meine intellektuelle Wachheit mir in all diesen Monaten irgendwie abhanden gekommen zu sein scheinen? Mein Wortschatz ist so leer, so simpel, wo sind all die Adjektive und Synonyme hin, die es mir erlauben, mich so auszudrücken, dass ich zufrieden bin? Ist mein Gehirn einfach nur matt und müde und noch erholungsbedürftig oder ist es inzwischen untrainiert und behäbig geworden? Oder ist es jetzt in einem neuen Normalzustand, an den ich mich zu gewöhnen habe – ich wollte doch jetzt und künftig ohnehin einiges anders machen und eben nicht mehr mein früheres, hohes Normalniveau heraufbeschwören? Vielleicht kommt es ja eines Tages wieder, aber darauf zu warten, wäre eine Godot'sche Vergeblichkeit.

Und indem ich all dies hier feststelle und mich befrage – gerate ich da nicht schon wieder klammheimlich und doch so offensichtlich in einen Grübelstrudel? Einen, der völlig überflüssig ist?

Aber vermutlich ist das alles ganz normal.

Teamfähig

Fiktives Gepräch im Amt zur Evaluierung der berufsbezogenen Kompetenzen zur Beförderung der baldmöglichsten Reaktivierung der Arbeitsfähigkeit

Amt: So, Sie möchten also, genau wie wir, dass Sie bald wieder arbeitsfähig sind?
Ich: Ja, im Grunde schon, aber das kommt drauf an, wie man den Begriff ...

Amt: Wollen Sie oder wollen Sie nicht? Ja oder nein?
Ich: Ja.

Amt: Gut. *(ankreuz)* Und Sie wollen als was arbeiten?
Ich: Tja, das ist ein bisschen das Dilemma ...

Amt: Bitte, antworten Sie auf meine Frage: als was? Was haben Sie denn bisher gemacht?
Ich: Ich habe als Redakteurin bei einer Tageszeitung gearbeitet, aber dann hatte ich diese gesundheitliche Krise und dann kam die Kündigung und das alles hat bei mir ...

Amt: Gut, Redakteurin also *(tipp, tipp)*.
Ich: Ja, aber wie ich grad sagen wollte, ich bin da sehr ins Nachdenken geraten und würde das jetzt gern ein bisschen anders angehen ...

Amt: Haben Sie Vollzeit gearbeitet?
Ich: Zuletzt in Teilzeit, 32 Stunden.

Amt: Gut, also Sie würden vermutlich wieder eine Teilzeitstelle antreten wollen.
Ich: Ja, aber gern auch weniger als 32 Stunden. Was ja nicht heißt, dass ich weniger produktiv ...

Amt: *Seufz*.
Ich: Warum seufzen Sie denn?

Amt: Ach, nichts. Aber wenn Sie noch weniger als 32 Stunden ..., dann könnten Sie ja auch gleich ...
Ich *(ein bisschen wütend)*: Sie meinen, Hartz IV? Aha! Wer nur wenig arbeiten möchte oder kann, aus welchen Gründen auch immer, gehört also gleich in diese Kategorie, die von mir aus ja gar nichts Anrüchiges haben müsste, aber leider doch hat in dieser Gesellschaft voller Leistungsfanatiker und Wer-ist-am-längsten-im-Büro-Fetischisten, die meinen, nur *sie* arbeiteten *richtig*, und Sie denken jetzt also – wenn auch nur qua Ihrer Funktion in dieser

Behörde, vielleicht aber auch im tiefsten Inneren Ihres Herzens –, wenn da jeder so ankommt und gar nicht mehr arbeiten will, dann können wir hier gleich das Licht ausmachen und dann bricht eben alles zusammen, ist ja auch egal, die Welt geht ja eh gerade den Bach runter?

Amt: Nein, nein, so habe ich das nicht gemeint, ich ... Ach, egal. Machen wir mit den Fragen weiter.
Ich: Okay. *(Nicht okay!)*

Amt: Was sind Ihre Stärken?
Ich: Also, das fällt mir immer schwer, das von mir selber zu sagen ...

Amt: Tun Sie's einfach.
Ich: Ja, also ich kann gut schreiben und ich habe Talent für Fremdsprachen. In Maßen kann ich ganz gut mit Menschen umgehen, wie man so sagt, und ich kann sehr gut eigenständig arbeiten.

Amt: Aha. Also Schreiben, Sprachen, Menschen. Hm ...
Ich: Ja. Und eigenständig, wie gesagt! Ach so, und kreativ, kreativ bin ich auch.

Amt: Wie steht es mit Ihrer Teamfähigkeit?
Ich: Na ja, das kommt wieder darauf an, wie man den Begriff …

Amt: Sind Sie teamfähig oder nicht, ich muss das hier ankreuzen.
Ich: Ja, also, nein, eher nicht.

Amt: *Seufz.*
Ich: Aber das muss ja nicht schlimm sein, wenn man nicht teamfähig ist. Da wird ja viel heiße Luft fabriziert in so Teams und Zeit mit Gerede und Blödsinn verplempert, und jeder muss sich produzieren und wenn eine Idee gesucht wird, gucken alle ganz angestrengt in den Raum hinein und keinem fällt was ein. Da komme ich doch allein viel weiter und hab schon drei Einfälle und weiß, wie ich sie umsetzen will. Also, haben Sie da nicht vielleicht die Kategorie „ideenkompetent"?

Amt *(große-Augen-mach)*: Nnnein! Sie müssen halt teamfähig sein, wenn Sie eine Stelle haben wollen.
Ich: Aber es gibt doch sicher auch Stellen, wo man nicht so …

Amt: Ich kann das leider nicht beeinflussen. Machen wir weiter. Was ist mit Ihrer Digitalkompetenz?

Ich: Ähm, ja, ich habe eine Digitalkamera. Und einen Laptop, natürlich. Also E-Mails schreiben kann ich ziemlich gut sogar, höflich, wohlfeil formuliert, ansprechend und sympathisch ...

Amt *(guckt mitleidig)*: Schön, das ist wirklich *sehr, sehr* schön. Aber was ist mit Social Media, Big Data, E-Commerce, SEO, Content-Management, agilen Tools und dergleichen?
Ich *(großes Fragezeichen über dem Kopf)*: Ähm, ja, was ... was genau soll damit sein?

Amt: Das muss ich dann leider unter Schwächen vermerken. Haben Sie sonst noch welche?
Ich: Derzeit meine Nerven und mein Rücken. Aber ich arbeite dran, selbstverständlich.

Amt: Und so rein berufsbezogen?
Ich: Na ja, das *ist* ja in gewisser Weise berufsbezogen, weil ich durch diese derzeitige, zugegeben etwas schwächliche und sich vielleicht auch als solche manifestierende Konstitution ja gerade nicht arbeiten *kann*. Also nicht mehr so wie bisher. Es wird ja auch alles immer stressiger, also mit weniger Personal, weniger Zeit, mehr Druck, Umstrukturierung hier, Kürzung da, das Menschliche bleibt da leider auf der Strecke. Und ...

Amt: Ja *(atmet schwer)*. Also, Sie sind nicht stressresistent und können starkem Druck und einem turbulenten Tag im Büro nicht standhalten, sind kein Fels in der Brandung, wenn es mal stürmisch zugeht und verfügen über keine Resilienz-Ressourcen?
Ich: Genau.

Amt: Können Sie sich gut in Hierarchien einfügen und Autoritäten anerkennen?
Ich: Nein, um Himmels willen!

Amt: Gut, also eher nicht so gut.
Ich: Das dachte ich mir schon. Das könnten Sie ja auch noch bei den Schwächen vermerken, dann haben wir da gleich noch mehr *(grinst etwas zu wagemutig)*.

Amt: Ja, das macht es aber nicht einfacher ...
Ich: Aber vielleicht wollen Sie noch etwas zu meinen weiteren Interessen wissen, Ehrenamt oder Hobbys oder so?

Amt: Nein. Danke.
Ich: Ach so. Und Soft Skills?

Amt: Soft können Sie sich für die Eistheke aufheben, haha, kleiner Scherz. Nein, die Kategorie führen wir nicht mehr.

Ich: Oh. Ach so.

Amt: Lassen Sie uns weitermachen, unser Zeitfenster schließt sich gleich: Was tun Sie, um möglichst schnell wieder fit für den Arbeitsmarkt zu sein?
Ich: Wie „fit" – meinen Sie da jetzt Sport?

Amt: Von mir aus auch Sport. Aber ich meine *fit* im ursprünglichen Sinne: passend, angepasst. Wie bei Darwin.
Ich: Ach so, nee, also mit angepasst habe ich es nicht so. Und ich weiß ja auch gerade gar nicht, ob ich generell in diesen fragwürdigen Arbeitsmarkt *passe.* Überhaupt: *Markt!* Ich bin doch keine Ware, die sich selbst feilbietet zum niedrigstmöglichen Preis ...

Amt: Aber so ist das nun mal. Und Sie wollten doch wieder arbeitsfähig werden?!
Ich: Ja, schon, aber eben nicht im Darwin'schen Sinne. Und ich versuche halt, mir jetzt endlich keinen Druck mehr zu machen, das führt ja zu nichts und endet bloß in irgendwelchen Kafka'schen Verwirrungen des Selbst, und gleichzeitig denke ich sehr wohl über meine berufliche Zukunft nach und habe auch schon erste Kontakte reaktiviert, und es könnte dann jetzt aber auch sein, dass ich mich selbstständig mache ...

Amt: Na, sagen Sie das doch gleich! Dafür sind wir hier doch gar nicht zuständig. Alles Gute! *(Ach je, schon wieder so eine arme Künstlerseele mit Anpassungs- und Einordnungsschwierigkeiten. Tja, richtige Arbeit ist halt nichts für jeden.)*
Ich: Danke, Ihnen auch! *(Und immer schön teamfähig bleiben!)*

Rückschau

Und was ist nun die Ursache für das alles gewesen? *Die* eine Ursache gibt es wohl nicht. Auch nicht *die* eine Person, *den* einen Zustand, *das* eine Verhalten, *den* einen Fehler, *das* eine Versäumnis ...
Es gibt nur eine ganze Menge Teilchen, die sich ganz unbemerkt verbündet und verbunden haben.

Da ist *mein* Denken, Fühlen, Handeln, Sprechen – da ist das Denken, Fühlen, Handeln, Sprechen der anderen.
Da sind gesellschaftliche Strukturen, Erfordernisse, Konventionen, Routinen, Mechanismen – und da ist mein Dies-in-Frage-Stellen und mein Aufbegehren dagegen.
Da ist die Arbeit mit all ihren strukturellen Verkrustungen und Autoritarismen – und da sind wiederum mein Dies-in-Frage-Stellen, mein Eigensinn und mein Widerspruchsgeist.
Da ist der Beruf mit seiner Beschleunigung, seiner Oberflächlichkeit und Extraversion – und da ist mein eigenes Tempo, meine Sorgsamkeit und Introversion.
Da sind Ansprüche, Erwartungen, Wünsche,

Hoffnungen, Vorstellungen, Ambitionen – meine und die der anderen; wirkliche und imaginierte.
Da ist viel Früher – und da ist das Jetzt.
Da gibt es mich als Kind – und mich als Erwachsene, aber auch als Immer-noch-Kind-in-der-Erwachsenen.
Da sind meine Gene und Veranlagungen – mit denen sollte ich mich wohl mal langsam arrangieren.
Da sind meine Bedürfnisse – und meine Ignoranz ihnen gegenüber, mein Verdrängen und mein Mich-selbst-Übersehen.

Das Eine versus das Andere also – manchmal verträgt sich das nicht und reibt sich, manchmal kollidiert es.
All diese Ists und Sinds und Gibts befinden sich in einem sonderbaren Zueinander: Sie stoßen sich ab, ziehen sich gleichzeitig aber auch an, verstärken sich gegenseitig. Und in dieser energiegeladenen Abstoßungsanziehung beschleunigen sich die Teilchen und werden zu einem immer enger wirbelnden Sog, aus dem es kein Entrinnen mehr gibt, bis er irgendwann wie ein schwarzes Loch immer voller und schwerer wird und – implodiert.
Und erst dann sieht man, was da mit einem passiert ist.

Hinterher ist man ja glücklicherweise klüger – doch für dieses Hinterher muss es eben erst einmal ein Vorher geben.

Zehn-Punkte-Plan (für alle Fälle)

Weil man manchmal vergisst, was einem guttut oder was man glaubte, schon verinnerlicht zu haben.
Was also wichtig ist:

1. Geh raus an die frische Luft. Spätestens morgen! Bereuen wirst du es niemals – nicht rausgegangen zu sein, schon.
2. Bereite dir schöne Mahlzeiten zu und vor allem: Nimm dir Zeit dafür! Geh nicht aus der Küche, tu nichts anderes nebenher, während es im Topf blubbert, in der Pfanne brutzelt oder im Ofen schmurgelt. Genieße dieses besondere, von dir selbst inszenierte Schau-, Riech- und Hörspiel ganz bewusst!
3. Geh, so oft du magst, in eine Buchhandlung (auch wenn noch reichlich Lesestoff zu Hause ist) und versenke dich in die Lektüre der Buchrücken. Garantiert ist etwas dabei, das du mitnehmen möchtest, weil du glaubst, dass es dich erfreuen wird, oder auch einfach nur, weil es gut aussieht. Bücher kaufen macht glücklich! (Sie lesen sowieso.)

4. Auch wenn du jemanden hast, dem du dich anvertrauen, mit dem du reden und wo du dich ausweinen kannst, schreibe trotzdem alles am besten auch noch auf – das hilft doppelt oder überhaupt erst richtig. (Und wenn du grad niemanden zum Reden hast oder möchtest, dann erst recht.)
5. Bewerte nicht immer negativ, wie du bist und was du tust oder wie du nicht bist und was du nicht tust. Einige Menschen mögen dich genau deshalb.
6. Höre auf deine innere Stimme – aber nimm nicht alle inneren Stimmen zu ernst.
7. Wenn du eine Idee hast, die dich begeistert und schon beim Drandenken mit Freude erfüllt, dann widme dich ihr und setze sie um. Ist doch egal, was andere davon halten (Und wahrscheinlich finden eine Menge Leute sie sogar auch toll!).
8. Wenn dir am Kontakt zu bestimmten Menschen nicht (mehr) viel liegt, dann quäle dich nicht, ihn aufrechtzuerhalten. Sie werden es verwinden.
9. Du weißt ganz genau, dass nichts bleibt, wie es ist. Das ist bei manchen Zuständen und Phasen schade, bei anderen aber ganz gut. Gewiss ist: Es kommen auch immer wieder andere Zeiten, schlechtere genauso wie bessere.
10. Wenn es mal wieder irgendetwas gibt, das dich belastet, bedrängt, einengt, zermürbt: Nimm dir Zeit, es zu betrachten, zu ergründen, zu besänfti-

gen (wenn nötig, auch mit Hilfe), damit es nicht einfach immer wieder auftaucht, wann es will, um dich zu piesacken.

Dank

Ich bin meiner Frau dankbar. Weil sie mein Zuhause ist.

Ich bin meinen Freund:innen dankbar. Weil sie da sind: zuhörend, schweigend, redend, lachend, ratgebend, tröstend, teetrinkend, spazierengehend, SMS-schreibend, mitfühlend, abwartend.

Ich bin meiner Ärztin und meiner Therapeutin dankbar. Weil sie mich beide so lange so duldsam, wohlwollend und bestärkend begleitet haben.

Ich bin der Literatur dankbar. Weil Bücher der beständigste und zuverlässigste Trost sind, den es nur geben kann.

Das letzte Wort

Muss man so etwas Privates derart in der Öffentlichkeit ausbreiten? – Nein./Ja.

Die Eltern so bloßzustellen, das ist doch unfair. – Möglich.

Und der Vater soll an allem schuld sein? – Nicht an allem. Und jedenfalls nicht das Kind.

Man muss die Vergangenheit auch mal ruhen lassen. – Vielleicht. Aber nicht für tot erklären.

Andere haben doch viel Schlimmeres erlebt. – Ohne Zweifel.

Da ist vieles so negativ und schwer ... – Genau.

Also, ich möchte so was nicht lesen. – Müssen Sie auch nicht.

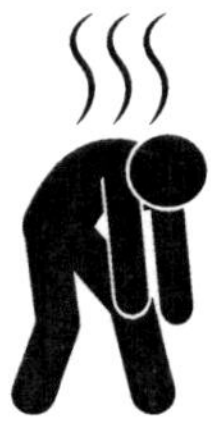